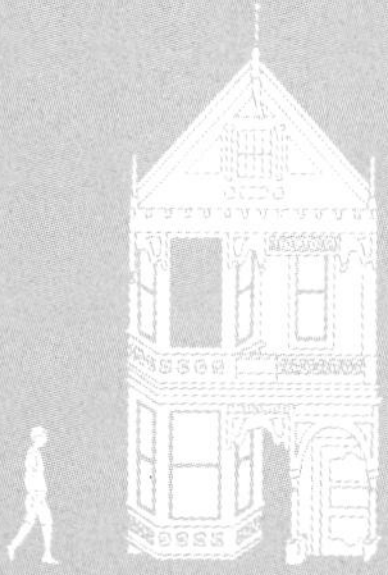

預約・好好告別

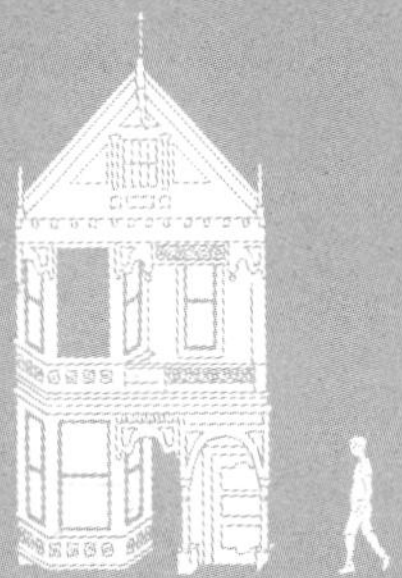

預約・好好告別

預約。好好告別

人生最後的期末考，讓我們好好說再見

目錄

contents

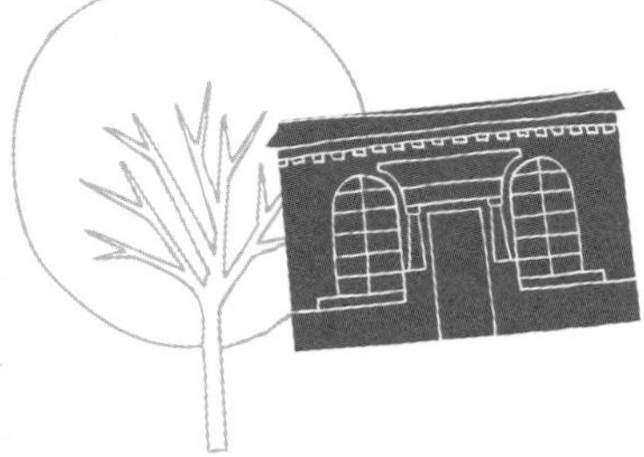

推薦序

作者序

第一章 什麼是安寧緩和醫療

第二章 如何與末期病人溝通

第三章 預約一個有尊嚴的告別

第四章 面對人生的期末考

附錄

從人生舞台漂亮下台的啟示

這本書並非休閒讀物，而是要找一個嚴肅的週末假期，一口氣讀完！它所啟示的是攸關如何從人生舞台漂亮下台的重要生命教育！每一個章節的「民醫小提醒」都從前文的真實故事中，提出畫龍點睛的提示。例如從NBA湖人隊超級球星Kobe Bryant（科比布萊恩）在例行賽最後一場結束後正式退休的啟示，讓讀者覺悟下台下的好，餘韻長存，若是下台下的不好，不光是觀眾不買單，自己也會遺憾或悔恨。無論是在職業舞台或人生舞台皆然！

近日在整個華人地區最夯的新聞話題之一就是：前運動新聞名記者傅達仁先生上書總統要求台灣安樂死立法及自願成為第一個執行安樂死的人。以及名作家瓊瑤女士為了是否給其罹患失智症的丈夫平鑫濤先生插入鼻胃管灌食，與其繼子女意見不同。這些新聞因為當事人的知名度而被炒作起來，但其實在各個醫院中隨時隨地都在發生。本書此時更顯得其重要性，在「不插鼻胃管，我爸爸會餓死」一章中，朱醫師勸告大家：「每個人都應該在健康的時候，想一想當我們有一天無法經口進食時，我們是不是想要那條管子？重要的是我們要把我們的選擇告訴我們的家人，以免到那一天來臨，我們接受的醫療不是自己想要的。」

不只是鼻胃管而已，當面臨罹患重病，還有許許多多的安排：例如要在哪裡接受照顧；要或不要接受哪些治療？如：開刀手術、各種管子、各種醫療機器、各種藥物等；或甚至喪葬的交代。若屆時自己心智清楚，則可以由自己決定。但若像平鑫濤先生一樣罹患失智症，或任何原因無法表達意願，而家屬的意見又分歧無共識，該怎麼辦呢？民醫小提醒貼心勸告：人人都要預立醫療決定，這是幫助我們人生漂亮下台的最好的工具之一。人生漂亮的下台，並非什麼醫療都不做。而是直到最後的那一刻，我們都可以依照自己想要的生活方式活著！朱醫師在本書中也清楚地說明了將於二〇一九年一月六日生效的「病人自主權利法」。這是我們的權力，可不要放棄啊！

本書除了上述要點外，還談到許多身患重病的本人及家人親友「書到用時方恨少」的重要知能。如：阿花阿嬤和阿草阿嬤故事所提點的「真相告知」問題；嗎啡用藥的常見三大迷思；面對末期病人的溝通、同理心與禁忌用語；如何與長輩開口談死亡；討論預立醫囑的三個建議；居家安寧療護的必備條件等，極為豐富的資料！不只是為罹患重病的病人及家屬的必讀寶書，健康人也應該要讀一讀，以能「未雨綢繆」。而一般醫護人員及相關科系的學生，更要將之做為教科書，就如書中朱醫師引用《心靈點滴》的一段話：「如果你治療的是疾病，有時候贏有時候輸；但如果你治療的是病人，我保證，你一定會贏，無論結果是什麼！」幫助一個人能「善終」，難道不能比幫助一個人治好更重要？

本書其實是一本生命教育之書，朱醫師說：「善終真正的意義，其實是在生命的『終』來臨很久很久以前，就應該被好好地『善』待。愛自己和家人朋友、對自己的健康負責、提早做好面對變化的準備，因為知道有一天會凋謝，所以才要努力的綻放。」

國立台灣成功大學醫學院名譽教授
趙可式

仁者醫心：一份人生最後的選擇題

「並不是什麼都不做，相反的，我們幾乎什麼都做！」

初次在網路上看到為民醫師對於安寧緩和醫療的詮釋，我的內心非常感動，因此忍不住接著閱讀下去——啊！一九八三年出生的他，還這麼的年輕，然而在一篇一篇的文章中，卻看得見為民醫師那沉穩、理性的筆觸，諄諄的描繪著一份對生命的尊重與關懷。

再遇到為民醫師，是在 TEDxTaipei 的演講上，他剛好是我前一位講者。他用了六分鐘，說了一個關於自己與父親的故事：一次父親在家中跌倒，腦出血，十分危急，當主治醫師詢問母親與他該怎麼辦時，身為一個陪伴超過五百位臨終病患與家屬的醫師，在這生死的關口，一恍神當主角變成自己時，也只是哽著吐出一句：

「媽，我不知道，你決定吧。」

後來父親病癒，他卻始終為了那天那句話而後悔著——是的，總有那麼一天，我們終將要與心中重要的人分別，在那個時候，我們不希望痛苦的苟延殘喘，而是想要擁有更多時間互相說愛說感謝，以及在最後的時刻好好道別。這不僅僅是為民醫師的想望，更是身為一個人最平凡、卻又最深的想望。我深信，那場演講雖然只有六分鐘，但已經足以撼動在場的每一個聽眾，包括我。

因此，我後來即邀請為民醫師前來參與病人自主權利法核心講師課程，雖然他人在嘉義，但仍然不遠千里地趕來台北上課，在繁忙的工作中，他每堂課都認真地做筆記，投影片更是每張都拍下來，如此認真、好學的精神，令人深深佩服；而後來邀約轉介他協助宣導，他也是一口答應，不遺餘力，一如他在臉書上的發文力挺：「我們的演講儘管方式和故事都不同，但我們要說的其實是同一件事：預立醫療決定和臨終醫療自主權。」

我始終相信，人間會有一個讓老、弱、病、殘也能喜樂享受的文明境界，似乎和這本書想要傳遞的理念不謀而合。在這本書中，為民醫師將他自身的省思體悟，以及病房間的滄海桑田，轉化為給社會的一帖良方。每一則故事，都是他的親身體驗；每一則故事後的專業知識分享與親切的「民醫小提醒」，都是他的熱情與智慧——文字間呈現的不僅只是為民醫師的看病、醫病的記錄，更處處閃耀著生命的意義與價值！所謂仁者醫心，他不只是醫師，更是行動社會學家，充滿人文關懷與行動力。

翻閱著這本書，我默默的感嘆著，也感激著，這個肇始於網路上一篇文章的「巧遇」，讓我很榮幸在這趟生命的旅途中，遇見這麼一位果敢熱情的旅伴，以溫暖的笑容、堅毅的態度，陪伴每個人一同勇敢面對「臨終」、「死亡」這人生中最後、也最深沉的課題。

立法院榮譽顧問

楊玉欣

期許一個更好的生命照顧

行醫數十餘載，我的專長是老年人的照護。我看過太多老年人，在生命的末期活得很不快樂，不能自己動，自己吃，自己思考，甚至被插上了許多管子，例如鼻胃管或是氣管內管，只能依賴著維生系統勉強維持著生命。看到這樣的老人，我常常想，這是他們要的生活嗎？等到生命的最後一哩路，常常沒有辦法好好地跟家人道別，說再見，而是必須經歷急救、電擊、壓胸等等措施。隨著年紀增長，我常常想，這是我要的生命歷程嗎？

我發現，人老了，活著不再是最重要的事，能動能吃，才有意思。

因此我從年輕的時候開始，就開始學習關於安寧緩和醫療照顧的知識，並把它用在病人身上。我跟台灣許多有志於安寧的醫護人員一樣，都開始接受，死亡並不是我們的失敗，而是生命歷程中最自然不過的事。我們專心致力在如何提升病人和家屬的生命品質，而非單純治療疾病。數十年的經驗下來，我發現，接受這樣治療的老人家，最後一刻常常沒有憂慮、沒有痛苦，有的只是家人的陪伴和滿滿的愛。

近年來我在台中醫院推動完整老人照顧園區就是這樣的概念，提供一條龍式高齡服務。串聯健康促進、急性照護、中期照護、長期照護與全責式日照中心、最後到安寧緩和照護，建構無縫式的健康照護服務鏈。我希望可以把這間醫院打造成台灣的長照典範，同時也是老人家可以安心終老的場所。

因此，我帶著一群年輕的醫護人員跟我一起推動這件有意義的事，這段期間也接觸到許多新一代的醫師，他們具有新的想法，新的創意。

為民醫師就是一個非常特別的年輕人，從他成為我的研究生開始，我注意到他和一般的醫師非常不一樣，除了致力於學術研究與臨床照顧病人之外，他還會花很多的心思做安寧緩和與老年醫學概念的推廣，寫部落格、演講、拍影片，在各個領域都做得非常稱職，是一個值得期待的新生代家醫科醫師。在指導他的過程中，非常愉快，我自己也獲得很多新的觀念。

身為他的老師，我很榮幸可以為他的第一本書作序，這是一本講述安寧緩和醫療深入淺出的好書，誠摯推薦給大家。

衛福部台中醫院院長
中山醫學大學教授
台灣家庭醫學醫學會理事長

李孟智

安寧醫療的真義，是真摯的愛

直到母親過世，我才學會人生的道理，這代價實在太高了。

「哥，媽要走了，你快過來。」弟弟在電話那頭，情緒穩定，語氣熟悉。

我在晚間十一點多跳起床，馬上打了通電話給爸，用最快的速度開車前往載父親，急忙衝往林口長庚醫院。熟悉的停好車，熟悉的搭電梯，熟悉的走進加護病房，熟悉的看著媽媽，一切都很熟悉，只是速度快了很多，情緒穩定的看著她換好衣服，直到白布蓋上那一刻，我在走道上看見妹妹與妹婿也趕過來，才放聲大哭。

在此之前，媽媽已經住進加護病房長達兩個月，來往林口長庚醫院十四年，中風十四年，爸爸戲稱，媽媽的緊急住院叫做「漢光演習」，而這十四年，演習次數不下三十次，這次終於，不用再演習了，媽也徹底解脫了。

她走的時候，只有五十九歲。

母親最後一次進入加護病房是二〇〇五年的五月，直到她七月辭世，其中醫生好幾度與家人討論是不是要拔管？因為母親不但沒有好轉，並且每況愈下，我跟爸爸還有弟弟，總是抱著「一絲希望」，問題是這一絲希望，真的就是「一絲」，只比絕望好一點而已。

「要不要簽放棄醫療同意書？」醫生耐心的與我們討論著，客氣的讓我很恐懼。

其實那種氣氛就是：「大家都心知肚明，卻沒人敢說出口。」

我跟弟弟都不敢決定，都推給爸爸，爸爸上了年紀，加上照顧母親十餘年，外勞都換過三輪了，身體、心裡其實都累了，但是還是那句老話：「大家都心知肚明，卻沒人敢說出口。」

十四年的時間裡，媽媽對自己的後事，有表示過任何意見嗎？

「沒有，而且她還這麼年輕，我們怎麼可以剝奪她的人生？」心裡ＯＳ著。

就因為這句話，成為全家人的緊箍咒，也讓我們與母親都進入延長賽的痛苦與無底深淵裡，現在想起來，真的好殘忍。

遺憾的是，我直到去年認識為民，才真正理解安寧醫療的真義，那是一種真摯的愛，過去幾年我常在想：「如果再來一次，我會讓母親這樣痛苦嗎？」好幾次，我在加護病房裡，對著母親喊「加油」，她已失去意識，我也不清楚他到底知不知道我在她旁邊？離開醫院的時候，那種愧疚與無助，看著她全身插滿的管子，眼淚每每奪眶而出，悔恨一次比一次強烈。

看完這本書，心想：「早一點出版，那該有多好？」

為民是一位溫暖的醫師，是一位好朋友，對待病患有耐心，對待同儕有禮貌，對待師長很尊重，同理、專業、認真、投入的一位醫療從業人員，這是他的第一本書，我相信他在安寧病房裡見過的人生百態，會讓您在面對人生抉擇的那一刻，更有尊嚴的做出正確的決定。

知名講師、作家、主持人

謝文憲

活得精彩，更要漂亮下台

看著為民醫師寫的安寧病患的故事，我的心思又回到了十年前，當我第一次聽到母親疑似診斷出胃癌的那一天。

記得那是農曆年後沒多久，在醫院工作的阿姨打電話給我：「媽媽的胃鏡檢查好像是胃癌，你要不要帶到大醫院再檢查一下？」我頓時有種五雷轟頂的感覺。「要不要告訴她？」「接下來怎麼做？」「媽媽病情有多嚴重？」這些問題，一個一個出現在我腦海中。還來不及思考清楚，我馬上安排她到榮總進一步檢查，確定必須馬上開刀，進行部分胃切除手術。

像這麼重大的手術，不告訴媽媽病況，怎麼也說不過去，其實她自己也隱約明白。只是，我們不想讓她有不必要的恐慌，卻又希望她配合治療，不能讓她什麼都不知道。因此我找了一天，特別製作一個病況跟手術的簡報，以比較中性的方式，跟她說目前胃部發現一顆腫瘤，良性或惡性還不確定（我還是部分隱瞞），必須動手術把它切除，才不會惡化的機會。手術完後，只要調整飲食習慣，還是跟平常沒有差別……。透過這樣的說明，媽媽比較安心，配合完成了手術，復原的狀況也很不錯。

病痛的挑戰還沒有結束，一年之後，肝臟也有腫瘤出現，進一步檢查才發現是大腸癌轉移。接下來又是開刀、電燒、化療、放療。有一段時間，我幾乎每個禮拜都待在醫院。媽媽很堅強，我們也陪伴她接受治療及病魔的考驗；在醫院工作的乾姐——董姐，也一直提供給我們必要的支持及資源，讓我們在困難中，持續向前。

當然，在治療的過程中，我們經常覺得無助，不知道接下來會怎麼樣。我曾問過主治——陳周斌醫師（在此再次感謝）：「媽媽的病況如何？五年存活率是怎麼樣？」也曾經跟家人們討論過，在什麼情形下就應該設定一個底限？不要再無限制的積極治療下去，讓媽媽接受安寧照顧。

如同為民在書上提到：「治療的目標，不止是疾病，而是病人。」我愛我的媽媽，也因為這樣，我能做的最大努力，就是用我的知識及資源，幫她找出最佳的治療策略；而不同的病況，可能會有著不同的選擇，這時如果能有一本書籍可以參考，對於當時陷入膠著而無法選擇的我們，一定非常有幫助。

看著為民醫師的文字，我感受到他的溫暖、同理、以及娓娓道來的平緩，他用他在安寧病房的實際案例，讓我們知道：什麼是安寧照顧、有哪些常見的迷思、還有如何對病人同理，讓他們感受到我們真心的支持；另外，像我自身遇到的，如何告知病情，與病人做感同身受的溝通。甚至，也談到如何預立醫療決定，讓自己的生命有一個更完滿的終點。這些文章，都伴隨著真實的故事，雖然不免讓人感傷，卻也是我們在生老病死的過程中，一定會遇到的狀況。

我經常邊看故事，邊想到先前在醫院的經歷，不少文章觸動了我，讓我感動的掉下了淚水。

媽媽很幸運，她的腫瘤治療成效很不錯，在手術及治療後，逐漸康復，也度過了黃金五年的觀察期。前幾天我陪她去掃墓，到靈骨塔時，我語帶玩笑的問：「媽，如果百年後葬在這邊，你喜歡什麼方位？是看海還是看山？是靠窗還是走道？」她看著我，認真的說：「我想要高一點的位置，最好可以看到海，不然也要看到外面。」我們母子兩人還很認真的看一下哪邊有空位，哪個塔位的方位是她比較喜歡的；選到好的位置，我們還會開心的笑一下，看看可以不可以先註冊起來。

我相信媽媽一定知道，讓她能在精神好的時候，用她愛的方式，選擇她未來走向人生終點的樣子，這也是我表達愛她的方式。看完為民醫師的這本書，相信你也能明白，如何讓「生命，自己決定」。精彩人生，漂亮下台。我誠心推薦！

頂尖企業簡報教練
憲福育創共同創辦人
王永福

找到屬於自己心中的安寧

有時候就是無法不去想，那些發生在安寧病房的故事。

二〇〇九年，我成為第一年住院醫師，第一個在安寧病房值班的晚上，就遇到病人大出血。所謂大出血，通常以頭頸部癌症的病患最容易發生，因為頸部有許多身體的主要血管，而且走得很表淺，當腫瘤吃穿了動脈血管，常常會看到很嚇人的景象。

那天晚上就是如此。

約莫是晚間七點多，我接到電話立即衝到病房，那是一個還不滿三十歲的年輕人，頭髮都剃光了，他的頭一動也不動，以一個固定的角度望著天花板，而紅色的鮮血，就從他的齒縫裡不斷地湧出。護理師拿了一個臉盆放在他的下巴下方幫他接著，鮮血一滴一滴地掉在臉盆中，發出清脆的聲響。那個年輕人，一動也不敢動，他的眼神朝著上方，瞳孔中充滿了恐懼。他的年紀與我相仿，但是他的眼神卻看起來比我老好多。

那時的他，在想些什麼呢？

看到這樣的景象，我嚇傻了，幾乎動彈不得。還好有熟練的護理師學姐們，引導我一起在病人的嘴中塞入含有止血藥物的紗布，持續的壓著出血點；我們拿了幾條深色的布巾，鋪在病人的身體上，這樣子，如果被血沾到了，看起來就會是深色的，而不會是鮮紅色這麼有視覺的衝擊；我看著他的主責護理師，在我們試圖止血的時候還是不停著輕撫病人的肩膀，讓他知道他不是一個人。

其實我們醫護團隊都很清楚，如果無法止血，這也許就是這個年輕人的最後一晚了。但是，我們還是做我們該做的，盡可能地照顧他。

在他旁邊大約站了半個多小時，不斷壓住傷口之後，血止住了。

年輕人沒有說什麼，很沉默。我們幫他做身體的清潔之後，他很小聲地說了一聲「謝謝」，就躺下來睡了。彷彿出血對他來說，是稀鬆平常的一件事。

過了幾周之後，那個年輕人過世了。他離開的時候，很平靜，好像什麼事情都沒有發生過。從那次值班之後，我才發現，面對各種病人的痛苦與不安，試圖從中給予支持與力量，其實就是安寧病房的日常。

從那時候開始，我看到愈來愈多故事，生命的故事。自己也從一個被嚇傻的住院醫師，成長為一個可以獨當一面的主治醫師。生命的故事，很多都令人印象太深刻，很難不去想。所以我開始試圖把他們的故事記錄下來，慢慢累積，於是就形成了現在看到的這本書。

這本書順利完成，有很多人需要感謝。感謝四塊玉文創的增娣總編輯，願意給我這個年輕寫手一個機會。感謝編輯昌昊與德禎的努力，讓這本書變得更好。感謝我的老師謝文憲（憲哥）和王永福（福哥）在演講和寫作的路上不斷地鞭策鼓勵我，才有這本書的誕生。感謝趙可式老師、楊玉欣委員和李孟智院長欣然答應為我作序，為這本書增添太多光彩。感謝蔡依橙校長和劉育志醫師，指導我如何架設一個部落格，開啟了寫作之路。

感謝我在工作上的家人們：台中榮總緩和療護病房以及中榮嘉義分院緩和療護病房的伙伴，因為有你們，我才有力量繼續前進。感謝我的安寧導師：黃曉峰醫師，堅定地站在前方，做為後輩們學習的標竿。

最要感謝的，是我的父母，他們從不吝惜分享他們對我的愛，讓我成為一個具有觀察力與同理心的人。最後要感謝我的妻子欣恩，寫書的過程中她比我更辛苦，如果沒有她的包容與支持，這本書不可能會完成。

有時候，還是常常會想到，那個跟我年紀相仿的年輕人的故事，想起他的眼神，想起他說的那句「謝謝」。如果他還活著，他會在哪裡呢？我常常問自己，看過這麼多令人心痛與難過的故事之後，我們能做些什麼？到底，什麼是安寧？

對於我而言，也許，認真的活出自己，努力發揮善的影響力，支持與陪伴病人，就是屬於自己回應那些生命故事的方式。就是我心中的安寧。

每個人都有自己心中的安寧，希望你也找到屬於你自己的。

朱為民

第一章

什麼是安寧緩和醫療

安寧緩和醫療在台灣已經推廣超過十載，但社會大眾對於「安寧」的概念仍不甚了解。常見的誤解是：末期疾病藥石罔效時，「只好」轉到安寧醫療，什麼都不做，只是等待。事實上，安寧緩和醫療只是治療的方向不同！對於末期疾病的治癒也許有其極限，但緩解症狀、關心情緒、身體照顧等卻是我們兢兢業業的目標！

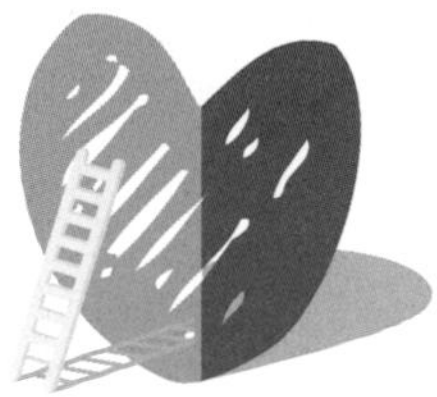

一個人、一部電影，與安寧緩和醫療

——安寧緩和醫療的初衷

死亡有什麼錯呢？為什麼我們這麼害怕死亡？

說到安寧緩和醫療的定義，其實書本上都有。今天聊聊關於自己是如何接觸到安寧緩和概念的故事。

一個人　陪伴病人讓他感受溫暖

我們從一個人談起，這個人是德蕾莎修女。

德蕾莎修女於二〇一六年被教廷封聖，據說她曾經讓兩個罹患癌症的病人不藥而癒，實在非常神奇。但是除了神蹟之外，我更著迷的是修女生前所做的，真實的努力，那個地方叫做「垂死之家」。

我記得第一次看到「垂死之家」的故事，是國中的時候閱讀李家同先生的《讓高牆倒下吧》一書，它是這麼寫的：

「垂死之家，是德蕾莎修女創立的，有一次她看到一位流浪漢坐在一棵樹下，已快去世了，她在火車上，無法下來看他，等她再坐火車回來，發現他已去世了。當時她有一個想法，如果有人在他臨死以前和他談談，一定可以使他比較平安地死去。」

德蕾莎修女的想法很簡單：沒有人應該孤獨的死去，如果有人可以跟瀕死之人說說話，也許就可以使得病人比較平安。

她因此創立了「垂死之家」，收容那些病危且無家可歸的流浪者，給他們最基本的飲水、食物、衣服、床鋪、乾淨的環境，以及賦予他們關心的照顧者。

李家同先生描述在「垂死之家」當義工的生活，其實做的事情都很簡單：餵飯、送水、洗衣服、掃地、煮飯、倒垃圾，幫他們洗澡、身體按摩、握住病人的手聽他們說話，甚至在病人死去的時候，幫忙搬抬遺體。

就是這麼簡單的事情，我常常想，過去在醫院面對這麼多垂死的病人，我們有沒有做到這些事情？除了藥物，除了化痰機、製氧機，除了許許多多的塑膠管子之外，也許在病人最脆弱的時候，他們最渴望的，是有人握住他們的手。

「在垂死之家，病人有人照顧，既使最後去世，在去世以前，至少感到了人間的溫暖，因為修士修女們都非常地和善，他們盡量握病人的手，如果病人情形嚴重，一定有人握住他的手，以便讓他感到人類對他的關懷。」

過去一百年間，醫療快速的進展，本來無所知的疾病，現在知道了；本來無法處理的問題，現在變成小菜一碟。醫療的專科愈分愈細，醫師可以治療的疾病愈來愈多……。簡單說來，對於「遠離死亡」這件事，我們愈來愈厲害，甚至厲害到，幾乎是大部分的醫護人員，甚至很多一般民眾，都把「死亡」，視為「失敗」。

因為把死亡視為失敗，所以當要面對死亡的時候，我們選擇逃避。

一部電影　傳達醫師被賦予的使命

探討醫學與死亡的電影多不勝數，我特別喜愛的一部，是由羅賓・威廉斯主演的《心靈點滴》（Patch Adams）。

這部電影於一九九八年出品，剛上高中時看到這部電影，給我帶來很大的影響。小時候對於醫護的認知，不外乎就是史懷哲、南丁格爾，擁有遠大理想，做大事、拯救許多人。看到這部片之後，讓我了解到，醫師這個角色可以有更多元的想像。

電影的結尾最令我難忘，主角因為還只是醫學生就在外開設診所幫助病患，而被醫學院教授們公審。教授問他：「你不怕病人死亡嗎？」他是這麼說的：

「死亡有什麼錯呢？為什麼我們這麼害怕死亡？為什麼我們不能用更人性、更有尊嚴、更體面，甚至更幽默的方式，來對待死亡呢？」

「一個醫師的任務並不應該只是避免死亡，更應該增進病人的生活品質。」

是呀，生老病死，本來就是生命的過程。柯文哲醫師在二〇一三年 TED x Taipei 的演講中提到：「醫師就像是個園丁，照顧著生命花園。」但植物也有榮枯，醫師的角色就是想盡辦法讓花朵的凋零盡可能地體面一點，有尊嚴一點，這不就是醫師被賦予的使命之一嗎？

安寧緩和醫療　身心靈的全人照顧

世界衛生組織（ＷＨＯ）對於「安寧緩和醫療」的定義，是這麼寫的：

「安寧緩和醫療，是當病人及其家屬面臨可能威脅生命的疾病時，所採取的一種可以增進生活品質的照護。藉由早期辨識和治療疼痛以及其他不適症狀，包含生理的、心理的及社會層次的，進而減少受苦。」

這裡面有幾個重點：

一、安寧緩和醫療的照顧不限於病人，還包含病人的家屬，因為當一個人受苦，它的影響一定會擴及家人。在醫院中，我們常常看到許多生命的故事，病人已經意識不清或是往生了，但家人們卻因為種種原因而持續受苦。

二、安寧緩和醫療最重要的目標就是：促進生活品質以及維持生命的尊嚴。並非延長生命的時間，更不是刻意縮短死亡的進程。除了促進病人的生活品質之外，也要盡可能支持家人度過面對親人離開時的難關。

三、安寧緩和醫療處理的「不適」，並非只有生理上的（如疼痛），還包含心理的（如情緒憂鬱）、社會的（如經濟議題或人際關係），甚至是靈性的（如生命的意義感與價值感的失去）。我們治療的不只是疾病，更是疾病背後的那個「人」。當疾病已經無法治癒，但是情緒依然可以被同理，孤寂仍然可以被陪伴。

看看以上的定義，不是和德蕾莎修女所做的事情和《心靈點滴》中主角最後所揭露的意旨很接近嗎？而且，因為安寧緩和醫療的持續研究及發展，我們現在可以做得更多，做得更好。

《心靈點滴》裡我最喜歡的一段話，從羅賓・威廉斯的口中說出來：

「如果你治療的是疾病，有時候贏有時候輸；但如果你治療的是病人，我保證，你一定會贏，無論結果是什麼！」

身為醫師，時時刻刻都要記得，我們治療的是病人。安寧緩和醫療，陪伴病人和家屬走過生命最後一哩路。

民醫小提醒

1 死亡並非失敗，無法好好地面對死亡這件事情，也許才是真正的失敗。

2 一個醫師的任務，並不應該只是避免死亡，更應該增進病人的生活品質。

3 安寧緩和醫療的照顧不限於病人，還包含病人的家屬。其目標在於促進生活品質以及維持生命的尊嚴，並且做到身、心、靈的全人照顧。

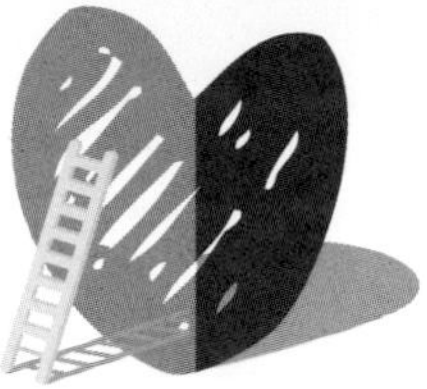

除了癌症病人，他們也能接受緩和醫療

——適用安寧療護的病人範圍已經擴大

女兒不是「代替」媽媽做決定，如果媽媽有能力清楚表達，也會做出一樣的決定。

我第一次看到藍奶奶，不是在門診，也不是在病房，而是在洗腎室裡。

藍奶奶的洗腎人生

醫院的洗腎室通常寬敞明亮，而且跟醫院其他地方最不同的是，非常安靜。從喧囂的走道開門進來，彷彿進到另一個世界一般，只有洗腎機的聲音，以低頻而無害的音量在背景中運轉。放眼望去，一排一排的洗腎病床一直延伸到病房的盡頭，病人們也都非常配合這空間，或閉眼休息，或看書，或低聲交談，好像沒有生氣，卻又生氣盎然。

藍奶奶的位置在B區的最後一床，我走到她床邊，她正閉眼休息。左手的洗腎管子正努力地把身上毒素過多的血液輸送到洗腎機中，再將洗去毒素的血重新送回去身體。

我之所以會到這裡來的原因，是因為奶奶長期罹患失智症，這幾個月已經無法完整表達一個句子，只能發出一些單詞，例如「肚子餓」、「不要」、「痛」。近幾年也無法自己走動了，長期躺在床上，手腳關節有一些僵硬，據護理人員說，奶奶背後有一個非常大的褥瘡，常常喊痛。奶奶的生活品質愈來愈差，而且最近幾次洗腎血壓都掉得很低，所以洗腎室醫師跟奶奶的大女兒說：「有沒有考慮不要再洗腎了？」

於是，才會請我——安寧醫師——前來探視。

最重要的一件小事，是藍奶奶在幾個月之前自己說了一句：「我不想再洗腎了……。」即使現在，女兒常常在洗腎的時候問她：「媽，想不想繼續洗腎？」她也總是搖頭，目光空洞地望著遠方。洗腎機的聲音，伊呀伊呀地低呼著。

但是，女兒不願意讓媽媽停止洗腎。

「不洗腎，媽媽的身體不是就會壞掉了嗎……。」第一次在洗腎室遇到，她就直接問我這個問題。

藍奶奶有兩個女兒。大女兒嫁到了台北，久久回來一次；二女兒沒有結婚，和藍奶奶一起住在台中，以便就近照顧她；因為平日在百貨公司擔任銷售人員，所以也請了一位外籍看護一起幫忙。奶奶的先生則已在數年前病故。

「很擔心媽媽的身體，是嗎？」我試圖同理女兒的心情。

「對啊，我也知道媽媽這樣下去很辛苦，可是……可是……唉！」她說著說著，兩行眼淚就掉了下來。

「覺得媽媽這樣下去很痛苦，但是妳要幫她做決定也很不容易，對不對？」繼續同理她。

她點點頭。

「但是最近幾次洗腎血壓都很低耶，媽媽常常喊頭暈，腎臟科醫師有點擔心。」我提出一些最近面臨的挑戰。

「對啊，不知該怎麼辦才好……」看得出她非常猶豫。

跟女兒聊了許久，說明腎臟科醫師的想法，以及安寧團隊後續可以協助的地方，我看得出家人們都還需要一些時間，於是我提出我的想法：

「還是我們先試看看，將一週三次的洗腎先減少變成兩次，再看看媽媽的反應，好嗎？」

女兒看了看我，打了個電話給台北的姊姊，討論過後，點點頭。我們決定先降低洗腎次數，減少往返洗腎室的舟車勞頓與每次洗腎帶來的頭暈問題。同時，讓安寧居家團隊每週到藍奶奶家中兩次，評估與處理可能發生的尿毒症狀。

女兒非常認真聽，最後問了一個問題：

「醫師，我一直以為，只有癌症病人才可以接受安寧醫療。」

安寧緩和與八大非癌疾病

在台灣安寧緩和醫療納入全民健保之初，確實只有末期癌症病人與漸凍人擁有接受安寧緩和醫療的資格。但是，看看我國的十大死因就會發現，癌症近幾年確實都位居十大死因首位，然而除了癌症之外，更多的是高血壓、糖尿病、心臟病、中風、慢性阻塞性肺病、慢性腎臟病……等等常見慢性病，這些疾病加起來，其實每年奪走更多國人的生命。

根據統計，台灣的洗腎人口已經突破八萬人。這八萬人之中，有許多病患像藍奶奶一樣，不能說話，不能行動，成天臥床，發生了許多併發症，已經走到生命的末期階段。其實，他們也應該可以有另一種選擇。

正因如此，我國健保署自二〇〇九年九月開始，將適用「住院安寧療護」以及「安寧居家療護」的範圍擴大，除原先的癌症末期病人及漸凍人外，新增八類疾病類別的病人，包括以下：

一、老年期及初老期器質性精神病態（如失智症）

二、其他大腦變質
三、心臟衰竭
四、慢性氣道阻塞
五、肺部其他疾病
六、慢性肝病及肝硬化
七、急性腎衰竭
八、慢性腎衰竭

只要符合以上八類診斷，並有出現相關末期疾病的徵兆，一樣可以接受安寧緩和醫療：包含安寧住院服務、安寧共同照護服務，以及安寧居家服務。

藍奶奶的決定

後續幾次到藍奶奶家去訪視，我都會趁她比較清醒的時候問她：「奶奶，還想要去洗腎嗎？」她總是搖搖頭。我也趁機跟女兒說明，其實奶奶心裡也是不喜歡現在的治療選擇。

又過了幾天，團隊再去訪視，我看到女兒握住藍奶奶的手，主動問她：

「媽，我們不要再洗腎了好不好？」她眼眶充滿著淚水。

奶奶仍舊搖搖頭。

「醫師，我跟姐姐討論過，今天洗完之後，就不要再洗了。」我點點頭，看見，女兒緊緊握住媽媽的手。

我心裡明白，女兒不是「代替」媽媽做決定，而是她知道，如果媽媽有能力清楚表達，也會做出一樣的決定。

停止洗腎之後……

停止洗腎之後，奶奶出現了愈來愈嗜睡、身體發癢的尿毒症狀。和家人討論之後，我們把藍奶奶接到安寧病房繼續治療，用了一些藥物讓奶奶的症狀舒緩許多，家人也比較放心。

奶奶的大女兒也常常來探望，常能看到姊妹倆在病床旁邊聊著童年的往事，病房裡不時傳來陣陣的笑聲。

過了一個多禮拜之後，奶奶去世了。過程平和安詳，兩個女兒和女婿都在旁邊陪伴。我聽聞消息，走到病床旁邊做檢查，看看奶奶最後的樣子，她看起來就像是睡著了。檢查完，我離開病房，把時間留給他們一家人。

離開前我注意到，女兒們仍然握住藍奶奶的雙手。

民醫小提醒

1 末期病人不是都是因為癌症而過世。由於慢性疾病，例如高血壓、糖尿病、中風、腎臟病、失智症等而過世的病人其實更多。

2 慢性病人相對於癌症病人而言，罹病的時間更長，且死亡期很難預估，長期下來其實會成為非常多照顧者的重擔。

3 目前健保署已經將適用安寧療護的病人範圍擴大，包含失智症等八類的疾病，只要成為疾病末期狀態，一樣可以接受安寧緩和的醫療服務。

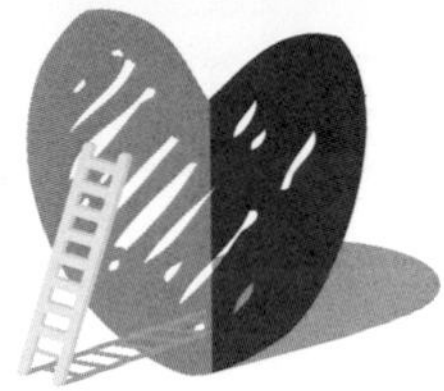

不是簽了名，就變成被醫療放棄的病人

——被誤會的「安寧緩和意願書」

醫師！我想請問一下啊，會不會，我簽了這張，你們就不救我了？

我在不同的演講場合中，推廣病人自主權利法和預立醫療決定的時候，常常會聽到許多民眾不同的聲音和問題。

有一回在某某榮民之家，在場都是八十好幾的伯伯們。我非常用力地和老伯伯宣導安寧緩和以及預立醫療決定，甚至是病人自主權利法的觀念。結束的時候，突然有一個伯伯站起來很大聲地問我說：「醫師！我想請問一下啊，這個，會不會說，我簽了這張，醫師就把我放棄、不救我？」這時，我看見在場很多老伯伯都低頭竊竊私語，甚至有很多人微微點頭。

這個時刻，我想起了有一回在門診遇到的病人，也問了我一樣的問題。

不同的角度，一樣的問題

有一回，安寧緩和諮詢門診來了兩位穿著體面的女士，年紀大的約莫七十幾歲，年紀輕的約莫四十出頭。一看到兩位女士，我心中想著，她們看起來神清氣爽，體態自在，實在不像病人，應該是要幫某位病患來諮詢的吧。一坐下，年紀輕的女士就先開口：「醫生，我想讓媽媽接受安寧緩和醫療。」她的眼神看著她隔壁的那位長者。我才知道原來她們是母女，媽媽是病人。但我心裡覺得媽媽看起來實在不像病人，就很好奇地問：「媽媽過去有哪方面的疾病呢？」母女倆才把媽媽的過去病史你一言我一語的告訴我。

原來，媽媽是大學教授，前幾年因為乳癌開過刀，現在狀況穩定，定期服藥追蹤。平時就有高血壓、糖尿病，最近半年又被醫師診斷有輕度失智症，有時候會有點健忘。被診斷失智症之後，非常緊張，於是看了很多相關書籍，其中也包含了很多老年人照護以及安寧療護的書。

媽媽語重心長跟我說：「我活夠了，很知足，老伴也走了，我只希望走的時候的時候不要有痛苦。」說完，從皮包裡拿出她親筆簽的「安寧緩和意願書」給我看，上面寫的一些侵入性的治療，她都拒絕了。

我點點頭，表示明白她的意思，眼神飄到一旁她的女兒，看起來有點猶豫和緊張，就問她：「小姐有沒有什麼想法呢？」

她才開口問我：「醫師，媽媽簽了這張，會不會醫療就放棄她、不救她了？」

我點點頭，表示明白她的擔心。之後很堅定地告訴她：「不會的。」

如果你是醫師，救還是不救？

上述老伯伯與第二個案例中女兒的疑問，也是安寧的醫護同仁最常被問到的一個問題，甚至成為推動簽署「安寧緩和意願書」的阻力。

這時我們不妨反過來思考一個情境，看看你心中的答案是什麼：假設你是急診室醫師，有一天，一位二十歲、身體健康、完全沒有病痛的年輕人，因為騎機車發生車禍，頭部嚴重外傷，到醫院時已經失去了呼吸心跳。這時，你在他的包包裡發現了一張他親筆簽的「安寧緩和意願書」。你會因為他簽了意願書，就猶豫不救他了嗎？

另一個情境，如果是一個九十歲，癌症末期加上失智症患者，平時只能躺在床上由鼻胃管餵食，無法言語也無法行動。但是他之前清醒的時候，曾經很清楚的表示如果發生什麼狀況，他不要急救，家人也同意了，並簽署了「安寧緩和意願書」。有一天他因為沒有了呼吸心跳而被送到急診室，這時如果你是急診室的醫師，會有不一樣的選擇嗎？

以上的情境沒有正確答案，因為在現實生活中有更多的脈絡。但是你心中的答案，有不一樣嗎？

其實，醫療條例裡早有答案

要回答這個問題，我想最好的解答，就寫在「安寧緩和醫療條例」第七條當中：

不施行心肺復甦術或維生醫療，應符合下列規定：

一、應由兩位醫師診斷確為末期病人。

二、應有意願人簽署之意願書。但未成年人簽署意願書時，應得其法定代理人之同意。未成年人無法表達意願時，則應由法定代理人簽署意願書。

其中最關鍵的，是在於「末期病人」的概念，依照「安寧緩和醫療條例」，末期病人的定義如下：

末期病人：指罹患嚴重傷病，經醫師診斷認為不可治癒，且有醫學上之證據，近期內病程進行至死亡已不可避免者。

目前常見的末期狀況，例如：癌症末期、漸凍人末期，或是八種非癌症的疾病末期（詳見第三十頁），都是需要兩位專科醫師認定的疾病狀態。

也就是說，只有在被兩位醫師認定為「末期病人」且存在有效「意願書」的情形下，醫師才有選擇不施行心肺復甦術的權力；否則，正如同上述提到的二十歲青年的例子，我想絕大部分的人，都會積極搶救的吧。

所以，請勇敢地相信自己所做的決定，也請勇敢地相信醫師以及醫護人員。

民醫小提醒

1 並不是只要簽署「安寧緩和意願書」之後，所有的醫療狀況都不會被處理。而是要直到自身的健康狀態成為「末期病人」之後，這份意願書才會發揮它的作用。

2 「末期病人」，指罹患嚴重傷病，經醫師診斷認為不可治癒，且有醫學上之證據，近期內病程進行至死亡已不可避免者。

3 末期病人需要兩位專科醫師判定。

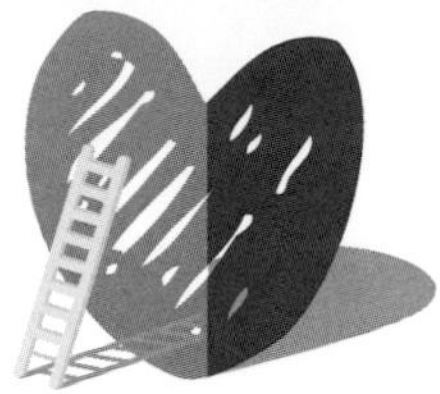

無形勝有形，當專業的安寧照護知識更普及

——想要接受安寧照護，不一定要去安寧病房

如果每個醫護人員都具備充足的安寧專業照護知識，我們就不需要安寧病房了。

所有的安寧專科醫師，回想起自己專科醫師考試的過程，一定都非常難忘。

安寧專科醫師考試

和一般專科醫師的考試多半採取傳統筆試或口試的方式非常不一樣，安寧專科醫師的考試，必須要真槍實彈地和模擬病人進行實際的情境對話，而模擬的病人與家屬會當場丟出許多非常難以回答的問題！其目的在於，除了一般的專業知識之外，前輩們都認為「溝通」是成為一個安寧緩和專科醫師非常重要的必要條件之一。

而且不是只考一關而已，必須要連過三關才可以！現在回想起來，我的手心還是會微微出汗。

記得我當年考試的第一關，考試之前拿到一張情境設定的說明。上面寫著模擬病人是五十六歲的郭小姐，乳癌末期，因為疼痛難耐而住院治療，她的姐姐希望將病人轉到安寧病房去治療，因此原團隊的主治醫師找我——安寧專科醫師，來進行會診。一拿到這張紙，我就趕緊構思可能會遇到的情境或狀況。正當腦中差不多還一片空白的時候，「鈴～～～」鈴聲響起，工作人員催促我走進考場應試。

那天的情境是這樣子的：我敲敲門後走進考場，裡頭是類似單人病房大小的空間擺設，有一張病床，床上躺著一位女病人，床旁邊坐著她的妹妹，兩人都非常焦慮地看著我。離床尾約三公尺的地方，有一張長桌，後面坐著兩位考官，將我的一言一行都記錄下來，準備給分。不知是因為我太緊張還是空調太強，感覺房間中的空氣霎時凝結了。

我走到房間角落，拿了一張椅子到床旁邊，坐下來自我介紹：「郭小姐您好，我是安寧緩和朱醫師，您的主治醫師請我來看看您，還好嗎？」

郭小姐還沒開口，旁邊的姊姊就趕緊插話：「醫師我是她姊姊啦，她每天都一直喊痛一直喊痛，怎麼吃止痛藥都沒有什麼效啊！醫師，你們不是有那個什麼安寧病房嗎？可以讓妹妹去那邊住嗎？不然我每天看著她這樣子……我很難受……。」說完，便低下頭開始啜泣。

我正想說些什麼平穩她的心情，郭小姐接著搶話：「我不要！我不想去安寧病房！不想去那裡等死！我不能待在這裡嗎？我不要！」

她姊姊立馬抬起頭來，轉頭跟妹妹說：「你看看你，這麼不舒服，安寧病房那邊的醫師護理師也很專業，他們會幫忙你的！」但妹妹還是不理她。

我身為考生，不能就這樣被她們震懾了，於是很平靜地說：「郭小姐、姊姊，我想你們一定都很不舒服，其實安寧病房不一定如郭小姐所想像的一般，或者留在這裡就一定無法對症狀做控制……，不如我先把到安寧病房跟留在這裡會遇到哪些問題、有哪些優點告訴你們，你們再來決定，好嗎？」

她們似乎冷靜下來，姊姊跟我說：「那去安寧病房，跟留在這裡，有什麼不一樣呢？」

安寧病房有什麼特色？

安寧病房和一般病房當然不大一樣，最大的不同，是在人力、設備以及空間。

人力：根據「安寧療護病房設置基準」，安寧病房除了受過訓練的醫師和護理師之外，必須要配置合格的社工人員，協助病患及家屬面對社會支持不足時的種種問題。同時安寧病房也必須有合格的服務員或志工，共同陪伴並幫忙病人會面臨到的身心靈問題。通常，安寧病房也會有其他人員，如心理師、宗教師、臨終關懷師、藝術治療師或芳香治療師。

設備：安寧病房除了一般病房常見的設施之外，比較特別的是洗澡機的設置，這是必要條件。洗澡機的存在其實非常重要，許多臥床的病人，因為有機器的協助而得以享受洗澡的樂趣。並且，家屬在陪伴以及協助的過程中，也形成一個非常適合敞開心胸、和病人溝通的空間。

空間：安寧病房需設置可供瞻仰遺體及家屬渡過急性哀傷、進行宗教儀式之場所。一般我們稱為往生室或寧靜室。它獨立的空間，能使家屬在面對至親的離開時，有一個安靜、具備隱私，不受打擾的場所。這樣的空間也可以被各種不同的宗教儀式所使用。

但是，是不是只有安寧病房才能夠讓末期病人達到善終呢？答案當然是否定的，因為我們還有「安寧共同照顧」服務。

安寧共同照護服務的特色

「安寧共同照護」是指在住院中的重症末期病人有安寧療護服務的需求，但沒有入住安寧病床時，可由原醫療團隊與「安寧共同照護」醫療團隊，共同提供安寧療護的服務。藉由這樣雙軌的服務，病人即使沒有入住安寧病房亦可得到高品質的安寧療護。我自己也常常隨著安寧共同照護護理師，到各個病房一起去看病人，並且和他們的主治醫師討論如何才是更好的照護方式。畢竟不是每個人都喜歡安寧病房的環境，況且很多病人其實和原團隊已經建立了很好的默契，其實也無須一定要入住安寧病房。

我個人認為，「安寧共同照護」和「安寧居家照護」相對於「安寧病房照護」，其實在未來扮演的角色會愈來愈重。因為台灣高齡化的程度愈來愈高，面對臨終的病人數目在未來將會急遽增加，目前全台的安寧病房的數量其實是不足的。因此，只有透過更好的「安寧共同照護」和「安寧居家照護」，末期病人和家屬才能夠有更好的生活品質與醫療選擇。

有一天，台灣也許不再需要安寧病房

我非常喜歡趙可式教授在某次演講時說的一句話：「有一天，當台灣每個醫護人員都具備充足的安寧專業照護知識，到那時候，台灣就不需要安寧病房了，因為所有的病房都可以是安寧照護的單位！」

身為安寧緩和專科醫師的我，也深深地希望有一天這個理想會實現。

民醫小提醒

1 安寧病房和一般病房不大一樣，最大的不同，是在人力、設備以及空間。

2 現在愈來愈多一般病房的醫護人員，具備充分的安寧相關照護知識，搭配安寧共同照護的服務，很多病人在一般病房也可以被照顧得很好。

3 期許未來台灣所有的病房單位都可以照顧並治療每一位病患；但是當某一天，病情無法被治癒時，同樣一群醫護人員也可以做好緩和醫療照護。

家，永遠是我們最好的避風港

——安寧緩和居家照護實踐了生命的價值

王伯伯躺在客廳的躺椅上，看著太太，兩人相視而笑，這是他覺得熟悉、自在的地方，也是最舒服的姿態。

無論什麼時候，到急診去看安寧會診，對我來說總是一個挑戰。

他想回家陪患失智症的太太

七十八歲的王伯伯是一位退伍老兵，肺癌末期，跟女兒和太太住在醫院附近的國宅，這次因為肺積水來急診室報到。我接到會診，匆匆趕到急診室去看他。

到了急診室，看到王伯伯躺在病床上，臉上罩了一個氧氣面罩，非常喘，幾乎喘到說不出話來。隨著他的喘氣，霧氣一陣一陣地打在面罩上。

我開口詢問：「王伯伯您好，我是朱醫師，現在覺得怎麼樣？」

王伯伯連回答都很費力：「呼……呼……很喘……很喘，胸口悶。」

我聽了一下肺部，右側的呼吸音確實有減少的現象。一看X光，X光片顯示右側肺積水，正常的標準步驟，王伯伯應該要接受抽水治療。我正想跟王伯伯說這個可能要住院，他女兒就把我拉到一旁：「醫師，你勸勸他。他一直吵著要回家，一直發脾氣，勸也勸不聽，他在家這麼不舒服，我都不知道怎麼辦才好……。」女兒掉下淚來。我趕緊跟王伯伯說：「伯伯，你肺積水很嚴重，應該要抽水會舒服一些，但是抽完水還是可能要住院，調養一陣子再回家。」

王伯伯一聽到要住院，眼睛瞪得老大，彷彿突然不喘了，用盡力氣說：「不要！我要回家！」

整個急診室似乎都被伯伯的聲量震懾了大約兩秒鐘，我站在床邊，皺著眉頭，想著該怎麼辦才好。女兒非常生氣地跟王伯伯說：「爸你這樣子是要怎麼回家啦！我們還要照顧媽媽，沒辦法同時照顧兩個人啊！」

再問一下女兒家中情形，原來王奶奶是失智症患者，王伯伯生病之前一直都負責照顧奶奶的工作，現在來到醫院，王伯伯當然很擔心太太的狀況，才不想住院。

我考量了一下各方狀況，跟王伯伯說：「伯伯，不然這樣好了，我們先抽胸水，然後給你加上一些止喘的藥物，如果你比較好了就回家，再由我們的安寧居家團隊到家裡面看你，繼續調整藥物，你說好不好？」

王伯伯一聽到可以回家，臉上緊繃、充滿敵意的表情馬上放鬆了。倒是女兒狐疑地問：「什麼是安寧居家？」

什麼是安寧緩和居家服務？

我慢慢解釋：「所謂安寧居家，就是有安寧醫師和居家護理師會定期到家裡面訪視病人，評估病人症狀、功能情形、營養狀態，藉此調整藥物，指導家屬照顧技巧，什麼狀況應該要給什麼藥等等，幫助病人可以安心舒適在家中生活，而不需要因為一點小狀況就必須跑到醫院去。即使狀況不好，居家團隊也可以協助做善終的準備，以及心理支持。除了醫師和護理師之外，也有其他資源可運用，例如志工、心理師、社工師等等。」

女兒又問：「那居家……跟在醫院比起來，哪個比較好？」

在家裡好還是在醫院好？

我說：「在醫院當然照顧資源較多，有什麼症狀時比較放心。但是病房生活空間狹小，無論病人或是家屬，常常都沒辦法很好的休息，而家永遠是最好的避風港。其實只要學會熟悉一些常用症狀控制藥物的使用，多數居家病人在家裡也可以很舒服。當然，若是在家中症狀真的無法控制，也可以再轉至安寧病房做調整。」

女兒又問：「這麼好，那是不是要花很多錢？」

安寧居家服務，要自費嗎？

我回答：「現在只要符合健保的規定，居家服務都是可以由健保給付的，只是在醫護人員的交通部分須自行負擔。其實，跟每次帶病人回診所花費的人力時間比起來，還是相當省時省力的！」

後來，王伯伯和女兒討論之後，選擇接受抽水治療後出院返家，接受安寧居家照護。過了兩天，我和居家護理師，準備好治療的用物，坐著計程車，到伯伯家中看他，他躺在客廳的躺椅上，身上披著毛毯，那是他覺得最舒服的位子。伯伯說：「在家舒服多了，謝謝你們。」

女兒似乎也放下了心中的一塊大石頭，說：「爸在家其實也好，可以陪陪媽媽，心情也比較輕鬆自在，真的很感謝。」我們教導了女兒在照顧上應該注意的地方，調整了止喘藥物，也留給他們遇到問題時的諮詢電話，讓他們可以放心。

雖然我們都知道，也許王伯伯在家的日子不長了，他的症狀可能會愈來愈嚴重。但是，**看到他在家和太太相視而笑的模樣，我們深信，安寧居家團隊創造了某種生命的價值。**

民醫小提醒

1 符合安寧居家的個案，安寧的醫師和居家護理師會定期到家裡面訪視病人，幫助病人可以安心舒適地在家中生活。

2 家，是每個人永遠的避風港，也是我們最熟悉、最自在的地方，所以如果生病時可以盡量待在家中，舒適之外，也可以兼顧照顧者的日常生活節奏。

3 只要符合健保的規定，安寧居家服務是可以由健保給付的。

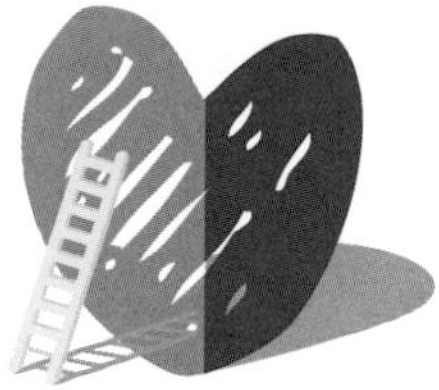

他只想留在家，走完人生最後一哩路

——社區化安寧居家療護完成患者的心願

當生命的最後一刻來臨，你希望在哪裡跟這個世界說再見？

好不容易，魏爺爺被推進了救護車，他流著眼淚看著車窗，風景開始慢慢向後移動，嘆了一口氣，說：「回不去了。」

難解的鄉愁

記得來台灣的那一年，民國三十八年，魏爺爺才二十歲。懵懵懂懂地聽家裡長輩說，加入國軍好，有吃有穿，就這樣入伍了。面對戰事的變遷，魏爺爺獨自一人離鄉背井到海峽對岸的一個小島上。他的父母、兄弟，甚至是快要論及婚嫁的女友，都沒有機會一起過來。

就這樣過了五年、十年，在部隊中，魏爺爺擔任槍砲士官長的角色，對上要面對許多軍官的命令，對下要管理很多比他更年輕的士官和阿兵哥們，每天的事務非常忙碌。但因為魏爺爺個性與人為善、不輕易發脾氣，凡事講理，因此部隊上下的人都很敬重他，長官也很喜歡他。

儘管如此，結束了一天的工作，他卻不像其他人一樣會去打籃球、聊天打屁，而是靜靜地一個人望著遠方的夕陽，想念遠方的家人與朋友。那個時候，連信都沒辦法寫。菸，一根接一根的抽。深吐一口氣，那口氣是鄉愁。

一晃眼，一生就過了，魏爺爺來到七十五歲的高齡。他始終沒有結婚，獨自一個人過生活。四十五歲時退伍，憑著當兵時存下來的一點積蓄，在台中清泉崗租了個小房子，就這樣住了幾十年。當中歷經了解嚴、返鄉探親、三通等等，他都身歷其境。家鄉也回去看過了，他沒什麼遺憾，只希望可以在自己的小房子裡面生活到人生的最後一刻。

但身體的變化是殘酷的，七十八歲那年，魏爺爺被醫師診斷出肺癌第三期。做了手術、化療之後，身體一天天消瘦無力，有些日子，連下床上廁所都變得很困難，更別提燒菜煮飯、到銀行領錢、採買日用品。慢慢地，他發現自己沒有辦法一個人生活了。

「老了，不能動了，沒有用了。」他在電話裡，跟當年的同袍戰友哀傷地說。魏爺爺做了一個重大的決定：搬家。幸好，國家對退伍的軍人還算照顧，他得以申請到離家一百多公里遠的榮民之家；那邊有照服員可以照顧他日常起居的生活，魏爺爺也打算在那裡展開新的人生。

在榮民之家裡，魏爺爺被分到一間四人房，有自己的床、櫃子、一點點個人空間，浴室和廁所是共用的。雖然整體環境沒辦法和自己原先的舒適小窩相比，但是多了照服員和護理師照料，生活有了基本的保障，「這樣可以了。」他想。

老兵的堅持

很快的，魏爺爺就發揮了軍人本色，融入了這個共同生活的環境。認識了很多有共同記憶的榮民朋友，閒暇時就喝茶聊天，散散步，偶爾還一起下下棋，倒也有很多樂趣。魏爺爺開始喜歡上新環境，他唯一隱隱擔憂的是，儘管持續接受治療，自己的體力仍愈來愈差。

慢慢的，魏爺爺也發現，怎麼身旁一個一個好朋友，因為生病被送到醫院後，大部分就沒有回來了？一問之下，才知道住在榮民之家的多是上了年紀的老人，身體本來就虛弱，如果碰到很嚴重的疾病，可能就在醫院往生了。或者，有幸存活下來，也沒辦法回到榮民之家。為什麼呢？因為他們完全無法獨自過基本的生活，凡事都需要人照料，榮民之家的人力物力無法承受這樣的照顧負擔。於是，伯伯們只好留在醫院的護理之家當中，很多人就這樣在醫院走完人生最後一哩路。

看著好友們一個一個坐上了車，沒有再回來，魏爺爺因此下定決心：「這裡是我的家，我要在這裡住到生命的最後一刻。到了那一刻，我不要坐上那一台只有去程的救護車。」

好景不常，去年冬天，魏爺爺癌症擴散了。醫院的醫師說，可能撐不過過年。

咳嗽、痰多、呼吸愈來愈困難。榮民之家附設診所的張醫師好言相勸：「魏爺爺，去大醫院看一下吧！」他搖搖頭，始終堅持不去醫院，在診所拿藥吃。

終於到了危急時刻，他喘到不行，連下床吃飯都有困難。躺在床上，身體隨著呼吸快速的起伏。因為冒冷汗，整張床都濕了。榮民之家護理長以及張醫師走到他的房間，站在他的床前跟他說：「魏爺爺，我們叫了救護車，要送你去醫院了。」

魏爺爺儘管氣喘吁吁，但卻非常生氣：「我不要！我要死在這裡！我不要去醫院！」他的手激動地在空中亂揮，把護理長的手甩開。但是，雙拳難敵四手，幾個人合力將魏爺爺的床推進了救護車。那天很安靜，但魏爺爺不斷的吶喊聲「我不要去！我不要去醫院！」劃破了空氣中的寂靜。

救護車緩緩駛出榮民之家，魏爺爺躺在車上，流著眼淚看著車窗風景開始慢慢向後移動，嘆了一口氣，說：

「回不去了。」

圓一個回家的願

其實，魏爺爺的心願並非無法實現。目前台灣除了以醫院為主、由醫院的醫療團隊提供的「安寧居家療護服務」之外，自二〇一四年開始，增加了「社區化安寧居家療護」（簡稱社區安寧）的服務項目。

什麼是「社區化安寧居家療護」？其實，許多病人，就像魏爺爺一樣，即使生病了，也不想離開自己熟悉的環境，希望可以在自己家附近的社區繼續生活，繼續過日子。只是，就算有安寧居家療護服務，但是有些人住的離醫院非常遠，接受服務很不方便，怎麼辦？

「社區化安寧居家療護」就是希望社區內診所中的醫師與護理師，在接受相關訓練之後，也可以就近提供安寧居家療護服務。因為，診所就在社區之中，由他們至病人家中，是最方便也最具可近性的。同時，他們很可能本來就已經和社區民眾建立了良好的醫病關係。

所以，在社區安寧啟動之後，我們有時候可以看到：社區內的診所醫師與護理師，穿著白衣、帶著聽診器與相關器材，走出診所，走進家中。無論是指導病人平日的身體照顧、用藥問題，甚至是相關輔具以及醫療器材的使用建議等等，社區安寧團隊其實可以成為安寧照護中一股強大的力量。

魏爺爺最後住進了我們的安寧病房，我也是在那時聽到了他的故事。他每天，都跟我說他有多麼想回家。過了兩個禮拜，在接受了我們的治療過後，他的狀況恢復得還算不錯。當我跟他說出：「伯伯，可以準備回家囉！」的時候，他感動地流下淚水，握住我的手不停跟我說：「謝謝！謝謝醫師！」

魏爺爺回家了。但我心中卻有一股憂愁，下一次又有狀況，怎麼辦？

心有靈犀，榮民之家的診所醫師也想到了這個問題，主動表示他們可以去受訓並成為社區安寧照護團隊，後續就可以盡量讓魏爺爺留在家裡，落葉歸根。我非常感動，立刻說我們可以成為他們的支援醫院。

你我是否有想過，當生命的最後一刻來臨，你希望在醫院跟這個世界說再見，

或是，你希望在家裡，身旁圍繞著家人，跟他們說再見？兩個選擇都沒有什麼不好，

而我們的任務，就是希望無論你做了什麼選擇，都有醫療團隊在旁支持你。

民醫小提醒

1「社區化安寧居家療護」就是希望社區內診所中的醫師與護理師，在接受相關的訓練之後，也可以就近提供安寧居家療護的服務。

2因為診所就在社區之中，由他們至病人家中，是最方便也最具可近性的。無論是指導病人平日的身體照顧、用藥問題、甚至是相關輔具以及醫療器材的使用建議等等，相信未來社區安寧團隊會成為安寧照護中一股強大的力量。

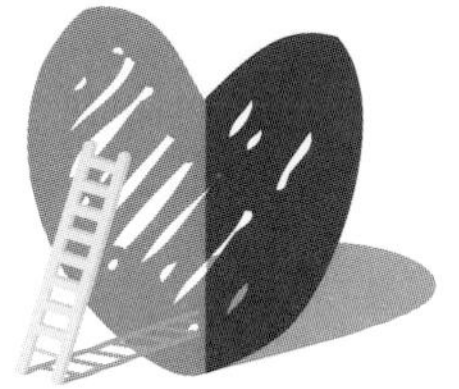

安寧緩和醫療不等於等死

——破除三大迷思，你可以更了解安寧醫療

安寧緩和醫療是協助每個人在終點前的這一段路，可以留下更多時間和空間，給自己最愛的人。因為：「活著，是最好的禮物。善終，是最美的祝福。」

張先生，六十歲，肺癌末期患者。下午收到會診的通知，於是在週末下班前到十樓胸腔科病房去看這位病人。照例，以我熟悉的開場白開始：

「張先生您好，我是緩和醫療朱醫師，您的主治醫師請我來看您，最近還好嗎？」

張先生躺在病床上，看來有點虛弱，但仍可以擠出微笑道：「還好，就是有點喘，今天下午有抽了水，好多了。」

嗯，今天風和日麗，這個病人看起來也很和善，太好了，應該是個愉快的週末夜晚。不料，在床旁沉默不語的女兒突然發難：「緩和醫療？那不就是安寧嗎？」

這時候張先生彷彿大夢初醒：「安寧？那不就是叫我等死？」

迷思一：安寧緩和醫療＝等死

儘管安寧緩和醫療在台灣已經推廣超過十載，甚至在新加坡連氏基金會的死亡品質評比中，有著亞洲第一的美譽，但還是有非常多民眾對於「安寧」的概念不甚了解，張先生就是其中之一。很多人的誤解是：末期疾病藥石罔效時，「只好」轉到安寧醫療，什麼都不做，只是等待。但事實是：安寧緩和醫療只是治療的方向不同！對於癌症（或其他末期疾病）治癒性的醫療也許有其極限，但緩解症狀、關心情緒、身體照顧的醫療是永遠可以做的！

在安寧照顧的範圍之中，有專業醫師會根據病人症狀使用合適的藥物，幫助病人減緩病症帶來的不適。具備經驗的護理師有多元的護理照護方式，協助身體以及傷口照護。社工師會在評估個案的社會支持後，協助轉介合適的資源以幫助個案。

心理師在病人出現心理不安，如焦慮、憂鬱……等狀態時，會跟病人和家屬進行深層的會談。宗教師與靈性關懷師則會在病人有宗教需求時適時出現，期待可以透過教義的力量使受苦的靈魂得到撫慰。以上這些事情，都會在安寧緩和醫療中發揮作用！安寧緩和醫療並不是等死，它所期盼的，是真正身心靈的平安。

跟張先生以及她女兒解釋之後，他們似乎鬆了一口氣。張先生徐徐道：「唉呦，那些不實的報導都把安寧說的很可怕啦！謝謝朱醫師，只是喔，那個……。」我看張先生欲言又止，趕緊跟他說：「沒關係，您有什麼問題都可以直說。」張先生才說了：「可是我覺得現在這個徐醫師人也很親切耶，我們給他看很久了啦，我太太也很喜歡他……，我可不可以不要轉到安寧病房啊？」

我笑一笑，說：「當然可以的。」

迷思二：安寧緩和醫療＝住安寧病房

許多病人一聽到「安寧」就覺得自己要去住安寧病房了，馬上陷入一種悲慘的情緒；甚至，我在會診時也遇過聽到我是安寧醫師，馬上轉過頭去不跟我說話的。事實上，目前台灣的安寧醫療，病人可以有不同的選擇，包含安寧病房、安寧共照、以及安寧居家治療。什麼是安寧共照呢？就是假如病人住在原團隊的病房，可能仍在接受治療，或不願去安寧病房時，我們安寧團隊的醫師和護理師一樣可以到各病房去共同照顧這個病人，並且和其原團隊的主治醫師討論最好的治療方式。這對於還無法接受安寧病房，卻又希望得到緩和治療的病人來說，不失為是一個兩全其美的辦法。

聽完我的說明，張先生彷彿鬆了一口氣，說：「是喔，那我們先接受安寧共照，就可以繼續住在這個病房了嘛！」說完，他輕鬆地閉起眼睛休息，不久就睡著了。

這時張先生的女兒反而似乎開始對安寧醫療很有興趣，小聲問我：「朱醫師，那我問一下喔，萬一……我是說萬一，我爸的病況有一天必須要住到安寧病房，會不會就……回不了家了？」

我很快回答：「不會的。若是病人在接受病房的照顧後恢復很好，我們也會積極地幫病人安排後續出院的照顧，包括和家屬討論居家的環境適不適合、家中的設備是不是足夠，以及之後要如何安排安寧居家的醫師和護理師到府訪視等等。我們的終極期待，是希望病人和家屬都可以在他們熟悉的環境中安適地過日子。」

迷思三：安寧緩和醫療＝回不了家了

以我服務的醫院為例，入住安寧病房的病人，有將近一半最後是可以出院的！目前台灣的安寧病房設置多屬於是急性病房，也就是說當急性問題（如疼痛、呼吸困難等）處理完全，病人即可出院或下轉到慢性照護機構。隨著愈來愈多醫療院所開始提供安寧居家的服務，讓安寧團隊的醫師、護理師、志工有機會可以到家中探視病人、調整藥物，並給予平時照顧上的諮詢等，讓家屬可以更有信心在家照顧患者，也增加病人可以在自己家中生活的時間，讓他們在最自在的地方，有更多機會和家人相處。

我講完後，張先生的女兒淡淡地嘆了一口氣說：「如果可以回家的話，那該有多好。」她轉頭過去，看著已經熟睡的父親，臉上露出一種奇妙的表情。

世上的人儘管來自不同的地方，但我們人生的終點都是相同的。**安寧緩和醫療，就是協助每個人在終點前的這一段路，可以自在、輕鬆，甚至可以帶點笑容，讓病人不需花太多力氣與病痛相搏，而可以留下更多時間和空間，給自己最愛的人。因為：「活著，是最好的禮物。善終，是最美的祝福。」**

民醫小提醒

1 安寧緩和醫療並非消極地等待死亡，而是積極地繼續進行關於身、心、靈的全人照護。

2 並不是一定要住到安寧病房才有辦法接受安寧緩和醫療，如今有多元的方式，包含安寧共同照護與安寧居家醫療。

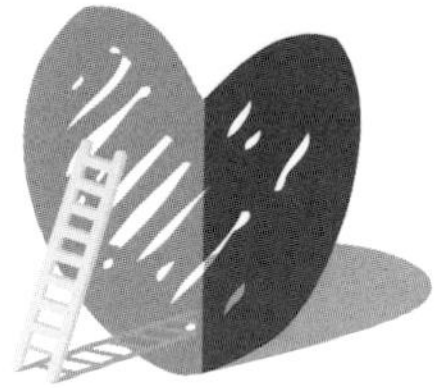

安寧病房不壞，但也不一定是天堂

——一般醫師對安寧醫療的誤解

安寧病房，不是應該是一個像天堂般的地方嗎？為什麼病人面對生命中最後一哩路的時候，還是有許多痛苦、悲傷，甚至有許多疑惑？

在本院安寧病房，每個月都會有許多不同職類的專業人員來受訓，包含醫師、護理師、社工師等等。我記得，二〇一五年中來病房受訓的一位一般醫學住院醫師學弟，讓我印象特別深刻。

所謂一般醫學，又稱ＰＧＹ（Post Graduate Year），是指現今畢業的醫學生，考取醫師執照之後，需要接受一年的全科訓練，目的是希望：即使每個醫師以後各有其次專科專長，但仍可以做好一般科醫師的本分。可以想像，剛畢業，經驗難免不足，又來安寧病房面對臨終病人，他們的壓力可想而知。所以遇到ＰＧＹ學弟妹，我都會盡量多關心一下他們的狀況。

有一天星期五，約莫是晚上七點了，因為隔天就是週末，理當是大家早早交完班就可以開心放假的時刻，我卻看見學弟一個人坐在護理站，心事重重的樣子，連忙問他發生了什麼事。原來是跟某一床病人和家屬之間溝通上有問題，讓他非常挫折。於是乎跟他稍微提點一下溝通的方法與技巧。沒想到，學弟話匣子一開就停不住了，接著說：

「學長，我覺得安寧病房跟我想的不一樣。」

我有點吃驚他會主動提這個話題，連忙追問：「怎麼了嗎？」

面對生命的疑惑

學弟把他的煩惱一股腦兒說出來：「安寧病房，不是應該是一個很祥和，大家都很開心的地方嗎？不是應該是每一個病人都可以得到善終的所在嗎？可是我看到的病人和家屬，有的還是很不舒服，有的還是有許多生命上難解的問題……。有時候，我不知道該怎麼辦才好。」

他繼續說：「就像我照顧的末期直腸癌病人林伯伯一樣，即使我們用盡了心力，他的腸阻塞的症狀還是持續存在。而且，他的兒女對他的態度還是跟之前一樣冷淡……。我試圖跟他們會談了幾次，也找了心理師來協助，但是效果好像都不好。」

我看著他挫折的面容，想起幾年前，我也是處在跟他一樣的角色當中，也曾問過一樣的問題。是啊，安寧病房，不是應該是一個像天堂般的地方嗎？為什麼病人面對生命中最後一哩路的時候，還是有許多痛苦，還是有許多悲傷，甚至，還是有許多疑惑？

於是我跟學弟說：「學弟，我以前也這樣想過。但是我想我們都可以了解，我們每天面對的，也許是醫院裡頭最難照顧的一群患者。我們盡力解決病患的苦痛，但是醫學仍然有它的極限。更何況，面對死亡，往往不只是單純醫療的問題，病人的心理層面、社會支持都會影響並改變病人的生活品質。有時候也許無法盡如人意，但只要我們朝著正確的方向努力，其實也就夠了，不是嗎？」

學弟點點頭，若有所思的樣子。

我繼續說：「就好像你因為林伯伯的狀況不是很好處理，可是我們要回想一下，距離今天一百多年前，這樣瀕臨死亡的病人很可能是被醫療體系放棄的，他們甚至可能無法得到基本的醫療照顧。如今我們卻站在這裡苦思要如何讓林伯伯的生活品質更好，其實我覺得我們應該為自己鼓掌，但同時也必須更謙虛地站在生命面前。你很棒，要相信自己。」

「善」待生命，直到「終」點

其實，我很高興他提出這個問題，我的安寧老師曾經說過一句話：「善終，不是理所當然的。」**善終，需要非常多的準備，也許是還沒生病之前就要開始準備了。自己對生命的想法、家人的支持、溝通、對維生醫療的了解等等，都是掌握善終不可或缺的環節，都是生命的命題。**安寧病房裡，醫師、護理師的角色，其實也只是生命的一小部分而已。我認為**善終真正的意義，其實是在生命的「終」來臨很久很久以前，就應該被好好地「善」待了。不是嗎？**

德蕾莎修女曾經被問到一個問題：為什麼要陪伴臨終病人？有什麼用處？她是這樣回答的：「我們感到自己所為宛若汪洋中的一小水滴，但如果少了這滴水，浩瀚海洋會有所縮減。」

「善終，不是理所當然的。」但身為安寧照顧人員的我們，還是可以匯聚小水滴的力量，繼續向前走。

而身為「一般人」的我們每個人，請好好「善」待自己的生命，直到旅程的「終」點。

民醫小提醒

1 醫師不是神，安寧照顧人員也不是。面對死亡，往往不只是單純醫療的問題，病人的心理層面、社會支持都會影響並改變病人的生活品質。

2 善終真正的意義，其實是在生命的「終」來臨的很久很久以前，就應該被好好地「善」待。愛自己和家人朋友、對自己的健康負責、提早做好面對變化的準備……，都是善待自己生命的方式。

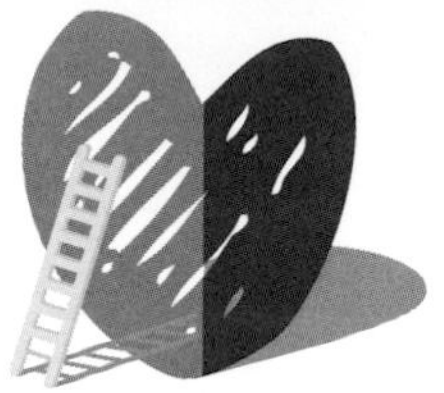

隱瞞病情，其實都是因為愛

——請信任彼此真的擁有面對真相的勇氣

阿嬤的兒女隱瞞病情，阿嬤則隱瞞自己早已知道狀況，只是不想讓大家擔心。其實，她們隱瞞的不是病況，而是對彼此滿滿的愛。

如果你跟我一樣是臨床醫療工作人員，以下這個情境，你一定不陌生。

八十二歲的郭阿嬤，肝癌末期，她的主治醫師希望安寧團隊可以共同照顧阿嬤，所以我接到了會診通知。

一走進病房，阿嬤的女兒坐在床邊正在講電話。阿嬤看起來全身蠟黃，非常瘦弱，閉著眼正在休息。於是我先跟奄奄一息的阿嬤自我介紹：「阿嬤您好，我是安寧緩和的朱醫師，您的主治醫師請我來看看您。」沒想到，正在講電話的女兒聽到我這麼說，眼睛突然睜得好大，從一個阿嬤看不見的角度，開始拼命向我搖手……

而我，也立刻明白了她的意思。

因為擔憂，所以隱瞞

跟阿嬤簡短的聊完，做完理學檢查[註]後，跟女兒走到病房走廊，她其實非常客氣：

「朱醫師不好意思，我知道您是安寧的醫師，只是……只是我們目前還沒有讓媽媽知道病情，拜託您幫忙。」

老實說，在醫院多年，對這種狀況也已經見怪不怪了，而我也早就知道我下一個問題的答案，但還是得問：「是這樣，為什麼呢？」

女兒說：「媽媽年紀大了，爸又在兩年前生病走了，我們怕她知道後，會承受不住。」

【註】理學檢查，也稱為體格檢查、身體檢查或健康檢查。是醫生運用感官、檢查器具、實驗室設備等來直接或間接檢查患者身體狀況的方法，其目的是收集患者有關健康的客觀資料，及早發現、預防疾病隱患。

「所以媽媽知道到什麼程度了呢？」我問。

「她知道肝不好，我們跟她說，這次來做檢查。」她回答。

「你們有想說什麼時候要告訴她嗎？」我追問。

「可能……還需要一點時間吧。」她愈說愈小聲。

對長輩隱瞞重大的病情診斷，這在台灣的文化上是非常常見的事。看了這麼多病人，發現其原因不外乎是兩個：一、害怕談論死亡這件事。二、晚輩自我感覺，不讓長輩知道病情，對長輩在末期階段的心理健康有幫助。有時候，面對這樣的情境，醫師的角色也是相當為難。身為醫師，在病人意識狀態清楚且可以理性做決定的情形下，理論上是要把所有的醫療資訊詳細告知，並說明每一項治療的優缺點。然而，許多家屬的觀念也非常強硬，如果拒絕他們的要求，跟家屬吵起來的狀況也所在多有。

只是有時候我們會發現，無論是醫師或是家屬，我們常常小看了病人。

隱瞞背後的真相

幾天後，我又到郭阿嬤的病房去看看她，這次沒有家屬在旁邊，阿嬤一個人盯著電視機。

「阿嬤您好，我是朱醫師，最近感覺還好嗎？」我問她。

「還好啦，住院之後感覺體力上比較有進步，最近吃東西也吃得比較多。」

「那真是太好了。」我開心的說。

閒聊一下之後，阿嬤突然間拋出一個讓我嚇一跳的問題：「醫師啊，你說說，我這個肝病，還能夠活多久？」

我嚇一跳，急忙問：「您怎麼會這麼問呢？」

阿嬤說：「唉呦，這幾個月體力愈來愈差，吃也吃不下，愈來愈瘦，有時候還一直吐。本來可以走路的，現在連坐起來也有困難。待在家裡的時間愈來愈少，愈來愈常往醫院跑……。每次問我兒子女兒，雖然他們都說沒事，唉，他們是我生的，我看得出來啦。醫師，我這個病，不會好了吧……。」

我聽的冷汗直流，又問：「那阿嬤，你怎麼不跟你兒子女兒說呢？」

阿嬤說：「唉，不要啦！他們上班還要照顧我，已經夠忙了，我不想再增加他們的壓力了……。」

是誰，隱瞞了誰？

我們常常以為，不說，病人就不會知道。可是，真的是這樣嗎？身體是他們的，一天一天的變化，不是醫師最清楚，也不是照顧者最了解，而是病人最知道狀況。其實，他們總是知道，只是他們不說。

在缺乏溝通的狀態下，我們常常小看了長者的智慧。因為年長者行動不便、思考緩慢，甚至有時候行為像是個孩子，因此身為後輩的我們，在無意識之中，便在所有可以溝通的議題上，都將長者視為孩子看待，包含死亡。因此，我們覺得他們無法面對、無法做出正確的決定、一旦知道了事實可能會崩潰……，這些都存在於我們想像之中，讓人不敢踏出第一步。

我常常在病房或診間，問那些不願意告訴父母親病情真相的家屬們一個問題：「假設你有一天生了重病，你希不希望知道自己的病情？你希不希望為自己做出你覺得最好的決定？」被我問的家屬，有老師、工程師、祕書、工地工人、家庭主婦等等，但他們多半都會回答：「當然想啊。」我就會再問：「你們現在四、五十歲就知道這樣的事情，為什麼你們會認為七、八十歲的長輩會不敢面對，甚至無法處理呢？」

他們都說不出話來。

故事中，女兒對媽媽隱瞞病情，而母親知道狀況，卻也隱瞞了女兒。

其實，她們隱瞞的不是病況，而是對彼此，滿滿的愛。

如果是你，你會怎麼做？

民醫小提醒

1 我們常常以為，不說，病人就不會知道。真的是這樣嗎？身體是他們的，一天一天的變化，不是醫師最清楚，也不是照顧者最了解，而是病人自己最知道狀況。

2 我們常常小看了長者的經驗與能力。請自問：「假設我有一天生了重病，我希不希望知道自己的病情？我希不希望為自己做出最好的決定？」假如答案是肯定的，那我們應該信任我們的長輩們也擁有相同的智慧。

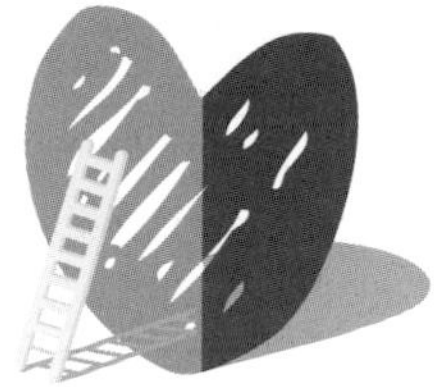

那些說不出口的，其實是愛
——坦然面對就可以開展下一步溝通

把病情說開了之後，阿嬤跟家人的關係更加密切，兒女們陪著她走過了人生最後也是最美好的一段路。

去年年底，看會診的時候剛好看了兩位很類似的病人，我們就稱他們為阿花阿嬤和阿草阿嬤吧。

阿花阿嬤，八十三歲，胰臟癌末期；阿草阿嬤，七十九歲，肺癌末期。她們有兩個共通點，第一，就算身體有很多病痛，兩位阿嬤都很樂觀開朗，平常時還會跟醫護人員開開玩笑。第二，兩位阿嬤都是新診斷的末期癌症，且都無法做治療。在這次住院的時候，他們的家屬都不願醫師告知病人病情，怕老人家承受不住。

在隱瞞與坦白之間

一天一天，兩位阿嬤的狀況每況愈下，安寧團隊需要去進行共同照顧訪視的次數也愈來愈頻繁。

跟阿花阿嬤的家屬彼此逐漸熟稔之後，有一天我跟阿嬤的兒子和女兒說：「你們知道嗎？其實阿嬤或多或少都了解自己身體的狀況，畢竟身體是她的，她最明白那種體力愈來愈差、症狀愈來愈多的趨勢。而且，如果你們沒有告訴她，她的時間已經不多了的話，大家要如何知道，阿嬤是不是還有什麼心願沒有完成？要怎麼確定，她對死亡的看法？最後，大家要怎麼跟他說再見？」聽完我說的話，所有阿花阿嬤的家屬都沉默不語。

而遇到阿草阿嬤的家屬，我也這麼跟他們說。

一天，阿花阿嬤的女兒終於跟我說：「醫師，我們想要告訴媽媽她的病情，可以請您一起協助嗎？」於是，在阿花阿嬤的家人與安寧團隊的陪同之下，主治醫師把目前的診斷、治療狀況與之後的預後，用很簡單易懂的方式，告訴了阿嬤。

阿嬤聽完了，沒什麼反應，淡淡地用台語說：「是這樣喔，那也沒辦法啊。人生就是這樣啊。」看的出來，她的兒女鬆了一口氣，緊緊的抱住阿嬤，流下淚來。

而另一間病房裡，阿草阿嬤的家人仍然堅持，不可以告訴阿嬤病情。

阿花阿嬤的房間，因為講開了，氣氛變得比較活潑開朗起來。她的兒女們比較敢跟阿嬤開一些玩笑，就像從前一樣。有時候，他們會翻著老相簿，一起回憶過去的往事，還有已經過世的阿公的點點滴滴。阿花阿嬤還說，她走了之後，火葬就好，把骨灰埋在阿公的旁邊，這樣可以繼續陪他。最後，我們問阿嬤有沒有什麼心願沒有完成，她說：「想回埔里老家看看。」於是，大夥兒準備了一天，所有人陪阿嬤請假回到家裡，待了一個下午。好多好多的回憶，浮現心頭。

另一邊，阿草阿嬤的家人，始終不敢碰觸更深層的話題，即使心裡有許多的不安，也沒辦法好好說再見。最後，因為腦轉移的關係，阿草阿嬤昏迷了。不久後，就往生了。

相距不到一週的時間，阿花阿嬤也離開了。她的兒女們，一邊流淚，一邊跟她的主治醫師以及我們安寧團隊說謝謝、謝謝。

隨著隱瞞而來的關鍵問題

台灣每年有將近十萬人被診斷罹患癌症，在傳統社會保守的觀念下，很多家屬認為癌症是不治之症，因此無論診斷的時候是早期或是晚期，隱瞞病人真實病情的狀況非常常見。問家屬們原因，多半可以得到以下的回答：「哎呀，醫師你不知道，爸爸很脆弱，萬一被他知道了，他會崩潰！」或是「唉呦醫生，媽年紀這麼大了，平常腦筋就迷迷糊糊的，跟她說也沒有用啦！跟我說就好，我來處理。」

這些論點似乎都有它的道理，但是你知道嗎？「隱瞞病情」會帶來後續最關鍵的三大問題：

一、病人不知道自己的生命快到盡頭，身後事——例如財產規劃、後事交代等等，很難找到時機討論。沒有討論，一旦病人突然離開人世，後續可能造成家族裡的紛爭及困擾。

二、病人不知道自己的生命快到盡頭，最後關頭的關鍵醫療決定，如插管、電擊、壓胸等等，如果你是隱瞞病人的家屬，你會問嗎？如果沒有問，那就只好等病人昏迷了再由家屬做決定。只是，你確定你做的決定是正確的？

三、最重要的是，病人不知道自己的生命快到盡頭，沒有辦法好好的利用剩下的時間，跟最愛的家人道謝、道歉、道愛和道別。

面對家人得到末期疾病，選擇說，或不說，都是處理的方式。只是很多家屬往往只看到了不說的好處，覺得不說，就不會給病人壓力，自己也不用直接面對死亡的悲傷。但是，也許說了之後，會有更多契機展開下一步的溝通，也許會使家人間的關係更緊密，也許讓我們有更多時間和老人家說：「謝謝你」、「我愛你」、「再見……」。

那些說不出口的，其實是愛。

我們都要學習勇敢把愛說出來。

民醫小提醒

1「隱瞞病情」會帶來後續最關鍵的三大問題：無法規劃身後事安排，造成家人負擔；無法預立醫療決定，以致緊急關頭倉皇做出決定；無法好好地道謝、道歉、道愛和道別。

2面對家人得到末期疾病，選擇說，或不說，都是處理的方式。只是很多家屬往往只看到了不說的好處。但也許說了之後，會有更多契機展開下一步的溝通，使家人間的關係更緊密。

嗎啡迷思，你有，我們也有

——重新認識嗎啡以減少醫病衝突

過去因為有太多濫用嗎啡導致上癮的報導，以致現今人人聞嗎啡色變。

關於嗎啡的迷思，我自己有兩個親身經驗的故事。

家屬的責難

二〇一二年，我當住院醫師第三年的時候，那個時候在安寧病房訓練照顧臨終病人的知識與技巧。有一天晚上在醫院值班，在值班室正在吃晚餐便當，接到護理師來電：

「朱醫師，〇三三病人說肚子痛，很痛。」

看了一下交班單，〇三三病人是一位七十五歲的伯伯，直腸癌合併腹膜轉移，之前就有間歇性腹痛的現象，已經使用弱效鴉片類藥物（Tramadol）到最高劑量了。之後走到病床旁邊，床旁沒有家屬，爺爺的臉整張揪在一起，非常痛苦的樣子。我跟爺爺說：「很痛喔？讓我檢查一下好嗎？」檢查完，確定他的疼痛來源是腹膜轉移的疼痛。看樣子，弱效嗎啡類應該撐不住了，是該要轉換藥物的時候。

那個時候自己已經訓練了一段時間，對於各種疼痛的評估和藥物的使用都有心得，於是到護理站跟護理師說：

「應該要轉換成嗎啡了，先三毫克，六小時給一次。」之後便回到值班室繼續休息。

約莫一個小時之後，電話又響，護理師說：「朱醫師，〇三三的女兒在病床旁，說要找你。」

我心裡想：「找我？還是很痛嗎？」於是匆匆跑到病房。

看到她，我迎上前去自我介紹：「您好，我是值班醫師，怎麼了嗎？」大概是四十五歲上下的中年婦人，劈頭給我一陣罵：

「為什麼要用嗎啡？為什麼沒有跟我說？難道沒有別的藥可以選擇嗎？你知不知道嗎啡會縮短他的生命？或是如果上癮怎麼辦！我才離開一下子就用上這種藥，你這樣子要我跟其他家屬怎麼交代！如果爸之後都一直昏迷不醒，你要負責嗎？」

聽著她連珠炮式的的責難，我雖然想解釋，但她都聽不進去。最後，只撂下一句話：「找你們主治醫師來！」然後氣沖沖地走出病房。我站在病床旁邊，內心滿是委屈，甚至有點憤慨。我低頭看了一下睡在病床上的爺爺，他看起來比剛剛好多了，沉沉的睡著，呼吸的節奏變得徐緩，臉上的表情也舒緩了許多。

我心裡想：「我哪裡做錯了？」

走到護理站，護理師跟我相視苦笑，她跟我說：「值班主治醫師剛好還在醫院，我請他過來了。」聽到這不知為何我更加沮喪，就走回去值班室，繼續吃那個冷掉的便當。

民眾對嗎啡這種藥物不理解，是很正常的，但是有時，我們醫護人員也有迷思。

醫護的擔憂

回到二〇〇九年，那時我剛開始成為第一年住院醫師，同時也是一般醫學住院醫師（PGY）的時候，有一天晚上，在內科病房值班。

那天晚上，一樣接到護理師的來電：「朱醫師，一一二床病人很喘，請你處理一下。」於是又急忙趕到病榻旁邊。一一二床病人是一位八十八歲的阿嬤，肺癌末期合併腦部轉移，她呼吸真的很急促，額頭上豆子般大的汗水不停流下來，全身也因為冒冷汗而濕透了。

她的女兒很著急，一直在旁邊問：「醫師，怎麼辦？可不可以讓媽媽舒服一點？」我看了看手上的病歷，阿嬤已經無法再做任何治癒性的治療，這次入院只能做支持性的治療。於是我跟她女兒說：「目前已經使用氧氣，媽媽還是很喘，可能要用上嗎啡，可以讓她不會這麼不舒服。」女兒說：「沒關係，媽媽的狀況我知道，她舒服就好。」

於是我走到護理站電腦開了醫囑：「嗎啡兩毫克，立即給予（STAT）。」

過了幾分鐘，我又接到護理師的來電：「朱醫師，您剛剛開了嗎啡兩毫克，是嗎？」

我想她是來跟我核對麻醉藥物的，便回答：「是。」

她有點猶疑，講話支支吾吾的，說：「真的要給嗎？」

值班很忙，老實說我也有一點煩，問她說：「有什麼問題嗎？」

「不是啦……，只是我們這邊不是安寧（病房），一般醫師不會直接開嗎啡啦……。」她終於說出她的疑問。

「為什麼？會擔心什麼嗎？」

「嗎啡副作用很多，萬一呼吸抑制，她不呼吸了怎麼辦……。」對嗎啡好多好多的疑慮，儘管我一直解釋，就算只有給予兩毫克，那位護理師還是很擔心。

我終於還是先投降了：「好吧，那就改打一毫克好了……。」

那個晚上過後，我一直想起那個阿嬤，其實有點後悔。因為我心裡明白，一毫克的嗎啡，沒有什麼作用。

嗎啡三大迷思

嗎啡原本是一種立意良善的藥物，因為過去有太多藥物濫用因而上癮的新聞報導，以致現今人人聞嗎啡色變。不只一般民眾，甚至連很多醫護人員也對這種藥物有些誤解。根據我個人的經驗，對嗎啡最常見的三大迷思，如下：

迷思一：使用嗎啡會成癮

一般人若使用嗎啡來當作增加欣快感的藥物，當然會有上癮的風險。但末期病人通常是因為疼痛或是呼吸急促，所以才使用嗎啡。若治療效果良好，病人反而會回復到原本沒有不適感的生活，並不會產生欣快感，故也極少有成癮的案例。

迷思二：使用嗎啡，以後就沒藥可用了

這也是很多人常有的誤解，事實上，在鴉片藥物當中，嗎啡確實是屬於比較後線的用藥，但是它有一個特點，就是沒有所謂的「天花板效應」（Ceiling Effect），意思是說即使因為症狀的嚴重程度上升使劑量不斷增加，嗎啡的藥效仍

然會隨著劑量增加而不斷提高。我曾經有一位乳癌病人，因為淋巴轉移疼痛的關係，她每天必須要口服近六百毫克的嗎啡！她不但沒有因此成癮，因輔助治療得宜，她也不太感覺到高劑量嗎啡帶來的副作用。

迷思三：嗎啡會縮短生命，或是延長死亡過程

嗎啡的用途在於控制末期症狀，並不會縮短生命或是延長死亡過程。若是因為擔心嗎啡會縮短生命，反而要忍受痛楚，導致病情惡化，病人最後的生活品質不是更差嗎？

透過溝通正確認識嗎啡　提升醫護關係

有了過去被質疑得很慘的經驗，我後來也自我反省，在使用嗎啡之前，應該更清楚地和病人及家屬說明這個藥物帶來的好處，以及可控制的副作用，讓他們可以安心地跟醫護合作，提升臨終生命品質。

根據健保署統計，國內對於末期病人使用嗎啡的用量，相較歐美先進國家，差

距很大。這中間，其實全民的誤解有著很大的影響；嗎啡在末期病人的症狀控制上是一個具有重要角色的藥物，但仍然有很多人對這個藥物充滿迷思。期待透過更好的溝通，讓這個藥物更可以幫忙更多有需要的患者。

民醫小提醒

1 對於嗎啡，一般人常有三大迷思：使用嗎啡會成癮、使用嗎啡就沒藥可以用了、嗎啡會縮短生命。這些其實都是不正確的。

2 破除民眾對於特定藥物的負面想像需要藉由更好的溝通，事先告訴民眾藥物相關的副作用與使用後的效果，讓他們可以安心地跟醫護合作，提升臨終生命品質。

第二章

如何與末期病人溝通

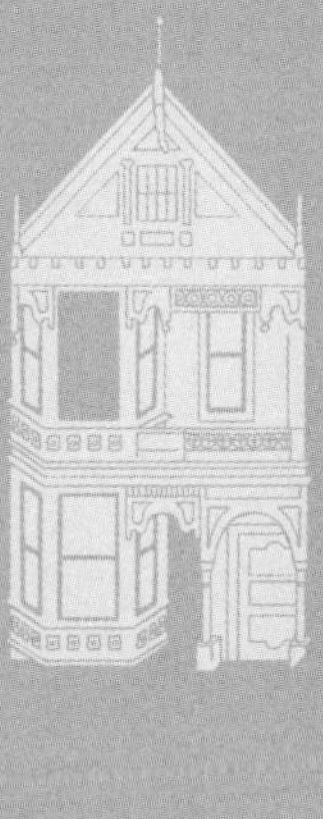

面對末期病人與家屬，「同理性的回應」比「安慰性的回應」更重要。像是「加油」、「不要擔心」等話語，本身並非不好，但面對陷入人生中前所未有之困境的病人與家屬時，這些話不僅於事無補，還很有可能會增加傷害。因為「怎麼可能沒有加油」、「怎麼可能不要擔心」等負面的想法，很可能會傾巢而出。

Chapter 2

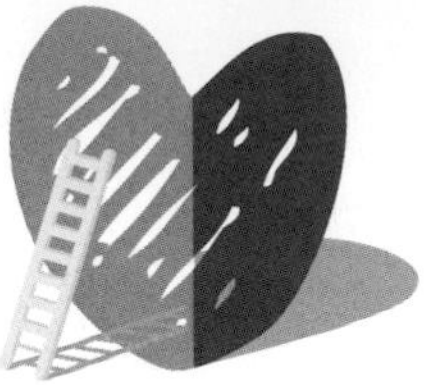

同理心，讓世界更溫暖

——從新聞事件談同理心的養成

面對接近死亡的末期病人，我們即使不是他們，也應該能感受到其情緒。

人人都在談同理心，究竟同理心要如何培養？

二〇一六年的平安夜，我和太太來到了奧地利哈修塔特（Hallstatt），這個美麗如畫的湖濱小鎮。天氣是攝氏零度左右，聖誕夜晚上沒什麼店家開門，小鎮非常安靜。我們兩人跟著人群晚間到鎮上的主教堂，聽神父帶領群眾唱德語聖歌，小朋友和大人合演了一齣聖誕老公公的劇。活動結束，大家互道聖誕快樂，每個人的臉上都充滿笑容。其實，我們一個字也聽不懂，但還是覺得很開心，很平靜。

回到旅館打開手機，從台灣傳回來的卻是高中生扮演納粹，引起社會輿論譁然的新聞。看到這個新聞，又是身在德國，老實說自己也難免有一些情緒，但也不禁讓我反思，在像他們這麼大的高中生時期，我對於德國、納粹德國，以及國家社會主義了解多少？或甚至，在那個慘綠少年時代，對於世界的認知與理解，除了地理和歷史課本所講的之外，究竟有多少？

說實在的，也許沒有多少。諷刺的是，也許從好萊塢電影中得到的觀點和視角還更多些。

從德國的事件場景反思台灣的新聞

很巧合的，這次德國行程，我們花最多時間拜訪的，其實並不是一般常見觀光景點，而是二戰時期德國歷史留下的遺跡。

於是在紐倫堡（Nuremberg），我們去了一九四五年紐倫堡大審的場所：司法大樓以及實際執行審判的600號法庭。親眼走進並看見當時全世界關注焦點的場景，令人非常震撼，最讓我印象深刻的，是現場播放當年審判的錄影，那些殺人無數的納粹走進法庭的畫面：他們就好像是一般人一樣，衣著整齊、西裝筆挺。被警衛帶入庭上坐下的時候，還和同袍們一一握手致意寒暄，就好像一般人看到朋友那樣的親切……，我不禁寒毛直豎，除了對於他們為什麼對自身的所作所為毫無自覺而感到疑惑之外，更想問的是：這些人看起來也是有太太、兒女、親朋好友的普通人，是什麼讓他們變成那個樣子，缺乏人性，或說是缺乏對人類的同理心？

在慕尼黑，我們開了約一小時的車，到了近郊的「達豪集中營」[註]參觀。達豪集中營之所以在歷史上具有特殊地位，是因為它是德國第一個集中營，之後其他地區的集中營設置與管理方式，都是仿造達豪而來。在那裡，我們走過當年犯人們入營時必定會經過的小門，門上用德語寫著「勞動帶來自由」；我們走過當年幾萬人集合時所使用的廣場，寒冷的風吹著讓我們不停顫抖；我們走過囚徒們洗澡的浴室，那裏也是他們被處罰鞭打的場所……；我們走過毒氣室與焚燒屍體的焚化爐，

【註】達豪集中營 Dachau Concentration Camp。是納粹德國所建立的第一個集中營，位於德國南部巴伐利亞州達豪鎮附近的一個廢棄兵工廠，距離慕尼黑16公里。

因為屍體太多了，所以一個焚化爐不夠，要加蓋一個……每個場景，都讓我對那個時代深層傷痛有了更深一層的理解，也讓自己了解到，原來過去所知悉的，是那麼地少。

走到當年囚徒們所住的營房，眼前情景把我嚇著了：約莫二十個看起來像是高中生的德國少年，圍成一圈坐著，靜靜地聽一個像老師的中年女子，非常嚴肅地坐在中間講解。老師講什麼我完全聽不懂，但我看見德國學生的眼中，有著安靜同時也帶有些許無奈，彷彿他們從小時候開始，就不知聽過多少遍了。終於，講解結束，學生們準備前往下一個集合點，他們三三兩兩走出營房，在冷冽的空氣中說起笑話、聊天，從歷史罪惡的承受者，回到十五六歲的孩子該有的模樣。我在旁邊看著，想著德國的教育和台灣的教育。

為什麼我們常常看到台灣年輕人，做出讓大家都嚇一跳的事情呢？我覺得其中一個原因是：同理心的培養較為不足。

同理心是什麼？

同理心，同理心，每個人都在談同理心，同理心到底是什麼？

「同理心（英語：Empathy），或稱做換位思考、神入或共情，指站在對方立場設身處地思考的一種方式，即於人際交往過程中，能夠體會他人的情緒和想法、理解他人的立場和感受，並站在他人的角度思考和處理問題。」（維基百科）

好像有點複雜，我把它簡化為「對於人在各種處境下的情緒與行動的理解」。

因此，我們想到被納粹殺害的那兩千多萬人，無論是猶太人、吉普賽人、俄羅斯人，我們即使不是他們，也能感受到那一種巨大的悲痛，家人被拆散的苦楚、心中的恐懼與不安。

或是，我們面對接近死亡的末期病人，我們即使不是他們，也可以感受到他們面對未知的害怕，面對分離的痛苦，面對身體不適的無能為力。如果因為這樣的負擔而出現一些不理性的行為，我們也能夠理解。

或是，我們看到小燈泡的媽媽，我們即使不是她，也可以感受到她心愛的孩子被奪走時的絕望與哀傷，同時，對於她仍可以保有一股強大的正面力量，而感到無比的尊敬，因為我們知道，如果同樣的事情發生在自己身上，要做到那樣有多不容易。

我們不是納粹主義的受害者，我們不是面臨死亡的病人，我們也不是失去孩子的母親，但我們還是可以對於他們的情緒和行動有基本的理解。

也許這就是同理心。

如何培養同理心？

回頭思考，我對於二戰受害的猶太人、斯拉夫人、吉普賽人所持有的同理心，應該是課本或老師教給我的嗎？一部分是，但絕對不是全部。更多時候，我透過對於生活的理解與觀察，透過文學、音樂、戲劇、電影、繪畫，學習不同的人面對不同的情境時，會產生什麼樣的情緒和反應。更精確一點來說，是「社會」教會我什麼是同理，每天在這個社會發生的一切事情，都有可能是另一個人同理心的養分，包含我們的新聞、報紙、電視節目、臉書動態等等，都傳達著某些訊息。

對我而言，教我最多的，是我的父母。他們每一天對於生活的實踐，都給我滿滿的言教與身教。

而成人要如何培養同理心呢？我有三個建議：

1. 認真過每一天的生活，對周遭發生的人事物充分理解與觀察。

2. 空閒時多涉獵與人相關的藝術，如書、電影、音樂、繪畫，了解創作背後的故事與意涵。

3. 如果對情緒和行動有疑問，不要吝於發問；如果發現自己可以同理別人，要勇敢表達。

在這個新聞事件之後，也許，除了檢討學生、檢討老師、檢討學校之外，我們也應該回過頭來看看我們這個社會的生活日常，甚至看看自己。

民醫小提醒

1 我對於同理心的定義：「對於人在各種處境下的情緒與行動的理解」。

2 如何培養同理心？我認為必須透過對於生活的理解與觀察，透過文學、音樂、戲劇、電影、繪畫，學習不同的人面對不同的情境時會有怎麼樣的情緒和反應。更重要的是，認真過每一天的生活。

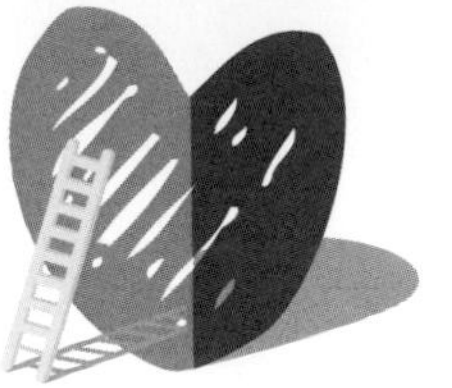

當地震來臨的那個晚上

——談靈性困擾

當一個人的世界崩壞時，我們可以做的，其實就是幫他找到剩下的柱子在哪裡。

在安寧療護的評估當中，末期病人會依據每個人的獨特性而有不同的困擾。其中最常見的是身體困擾，例如：疼痛、食慾不振、呼吸喘等等。再來還有心理困擾，例如：面對分離的焦慮、面對死亡的憂鬱等。社會困擾，例如處理不好和家人之間的關係，或是經濟上無力負擔。此外還有一種困擾，是最難以評量及回應的，那就是靈性困擾。

什麼是靈性困擾？我說一個自己的故事。

被震碎的靈魂

一九九九年九月的一個晚上，我那時候就讀台中衛道中學高中二年級，因為隔天要小考，所以念書念到十一點，才沉沉睡去。

我做了一個噩夢，我夢見有人在搖我，想把我叫醒，他愈搖愈大力……愈搖愈大力……「好痛！」我的腳突然被什麼東西敲了一下，我張開眼睛，才發現書架的音響掉了下來，所有的書一本接一本的掉到地上，而整間房子還在不停搖動，好像世界末日。我嚇壞了，大叫一聲：「媽！」門打開，穿著睡衣的爸媽一臉驚恐的衝進房間。

那一天，是一九九九年九月二十一日。

我跟爸媽三人嚇壞了，從來沒有遇過這麼大的地震，深怕如果再來一次，房子會倒掉。於是收拾貴重東西，就走到樓下街道上，才發現，街道上都是人，瀰漫著一種特殊的氣氛，是當時身為高中生的我從來沒有感受過的。每個人的眼睛都瞪得大大的，臉上都寫著驚恐。許多大人帶著小收音機，一直轉頻道，想知道到底發生了什麼事。走著走著，突然聽到一個聲音大喊：「有餘震！」許多人開始尖叫。

我和爸媽走到了我之前就讀的立人國小，那裡也很多人，我們三人坐在草地上。那時，我非常害怕，害怕不知道什麼時候，土地會再次翻動怒吼。我們坐了一個小時……兩個小時……三個小時，到了凌晨四點多，爸突然跟我們說：「應該沒有了，我們回家吧。」說著就準備站起身。我當時氣壞了，跟爸媽說：「怎麼可以回家？不危險嗎？萬一又地震怎麼辦？我不要回去！」我甚至氣到流眼淚，賭氣坐在地上不走。即使已經是高中生，但是卻像一個小孩子，低著頭，看著草地。

我從小就覺得爸爸很嚴肅，很怕他，那時賭氣的態度，其實自己心裡也很複雜，一方面怕地震，一方面又怕爸爸會發飆，所以一直頭低低的。沒想到，爸爸蹲下來，看著我說：「沒關係，我們陪你。」我當時嚇傻了，看著他，不知道該說什麼。直到天亮了，我們才回家。

儘管後來沒有再發生我想像中的大餘震，但是當時一種對於未知的恐懼不安，卻深深印在心裡。

什麼是靈性困擾？

靈性困擾，指的是一個人面對本身的信仰和價值體系的懷疑，甚至可能會影響到個人生活的基本信念。聽起來似乎非常玄，但就像年少的自己在地震後的恐懼一般，本來以為大地是平靜穩定的，但是那個晚上卻覺得不知道什麼時候腳下的地面會再度崩裂……。這就是一種靈性困擾。

在安寧病房的照顧之中，常常看到許多癌症末期的病人在這一關過不去，他們會重複問自己或是問家人：「為什麼是我」、「這樣受苦到底有什麼意義」、「生命的價值究竟是什麼」等等。儘管我們可以理解，但要回應這樣的問題，我想任誰都會覺得很困難。很多家人因為無法回答這樣的問題，所以心裡更苦。甚至有些本身具有信仰的病人，在極度的痛苦和壓力之下，不得不去質問心中的神……。

如何面對靈性困擾？

在一開始學習安寧的過程中，面對靈性困擾其實是我覺得最難的一個部分。面對身體困擾，我們有藥物、有很多不同的護理技巧可以幫忙。面對心理困擾，我們有身心科醫師以及心理師可以一起協助。面對社會困擾，如果可以凝聚整個家人的力量，也可以成為治療的一個部分。但唯有面對靈性困擾，其實很多時候自己會不知所措。

我把這樣的問題請教安寧的老師，他是這樣跟我說的：「當一個人的世界崩壞的時候，我們可以做的，其實就是幫他找到還剩下的那幾根柱子在哪裡。」

於是，**透過與病人不斷的對話與討論，爬梳心中最深處所失去以及還存留的信念，幫助他們找到還剩下的那些信念，是醫護人員或家屬在面對靈性困擾時可以做的努力。**

不只是病人，我相信我們每個人，生命中一定有遇到很大的挫折的時候，那樣的挫折讓你產生懷疑：「為什麼會這樣？為什麼是我？為什麼？」就好像在九二一的那個晚上，我們對腳下的這塊土地，開始不信任了。**如果你也遇到這樣的時刻，縱使世界的某個部分崩裂了，請你一定不要放棄尋找，那些仍屹立不搖的支柱。**抱緊他們，如此，你會重新找到繼續下去的力量與勇氣。就好像我的父親在我最害怕的時候，用行動告訴我，儘管大地裂開了，但家人還是會在你身邊。

民醫小提醒

1 靈性困擾，指的是一個人面對本身的信仰和價值體系的懷疑，甚至可能會影響到個人生活的基本信念。

2 透過不斷的對話與討論，爬梳心中最深處所失去以及還存留的信念，並且找到還剩下的那些信念是什麼，這是我們每個人在面對靈性困擾時，可以做的努力。

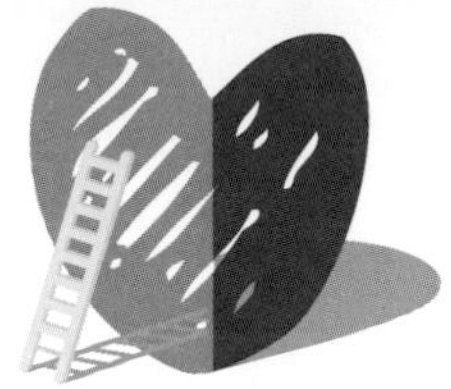

面對末期病人，這三句話儘量不要說

——如何將善念轉化為精準話語

和病人自在閒談，幫助他們從過去生命的脈絡中，找到可以抓住的力量。

○一八床位的唐小姐，五十六歲，乳癌末期，因為食慾不佳入院。入院之後，經過與先生仔細地討論後，她決定不放鼻胃管，順其自然。後來一些症狀都調整得不錯，和她先生以及團隊也逐步建立了默契。面對這樣的病人，總會讓安寧團隊感受到自己可以創造的價值，只是，這樣的價值有時也是很脆弱的。

一天查房時，床旁邊出現了兩位沒看過的親友，詢問之下，發現是唐小姐娘家的遠親，前幾個月住一般病房時也有來探望過。跟他們聊了兩句，也聽他們跟唐小姐的先生聊了幾句，心中不祥的預感油然而生。只聽那位遠方親戚說：

「唉呦，才幾個月不見，怎麼變成這樣！唉！早知道那時如果……」

「你看看（跟先生說）！這麼瘦，都沒有吃東西嗎？為什麼不放鼻胃管呢？」最後要走的時候，再補一句：「我下次再來看你喔！不要放棄，加油喔！」

不久後，遠方親戚離開了。我到唐小姐病床旁邊看看她好不好，發現她和先生的表情都有些不自在，不若平時神情輕鬆的感覺。

回頭想一想，**家人朋友來探病固然是好事，但是如果不小心留意我們的話語，卻很可能為病人及家屬帶來很多壓力。**

這篇我想和各位朋友討論一下，面對末期病人，有幾句話在說出口之前可以再思考一下。

第一句：「早知道那時……如果……」

生命充滿了選擇，面對疾病也是。無論病人之前做了什麼決定，導致了目前的狀況，說這些對於他（她）受的苦來說，是完全沒有意義的！說了也只是讓病人不斷地去回想過去所做的選擇，而感到悔恨，無法面對現在所處的狀況，因而很難達到平安的境地。

對於唐小姐而言，走到癌症末期，其實每天的生命就在一呼一吸之間流逝。最重要的事情只有一個，就是把握當下的生命，好好的活出每一天，不是嗎？如果出現了新的療法可以緩解她的症狀或癌症惡化的程度，當然也可以再和醫師討論。只是，回頭看過去的決定與選擇，對於現況並沒有實質上的幫助。

其實，從心理層面來看，和病人談論過去罹病後生命變化的種種，以及討論過去接受了哪些治療，可以幫助病人及家屬面對這些辛苦的過程，並且逐步地接受現況，還是有好處的。關鍵在於，**家人朋友必須以一種不帶批判立場的態度，和病人自在的閒談，幫助他們從過去的生命脈絡中，找到可以抓住的力量。**所以，大多數的時候，我們只要聽病人說、引導他們說，就很足夠了。

第二句：「為什麼不做××醫療」或是「為什麼要做××醫療」

這句話，如果是醫療專業人員，或非常了解病人就醫過程及醫療選擇歷程的朋友說出口，給予第二選擇的建議，其實是沒有問題的。但若是一個平常較疏遠的朋友，可能並不了解，要做出現下的醫療決定，背後有多少醫療團隊的努力和病人內心的掙扎！偏偏一般人又非常重視家人、朋友的看法，所以一句話就可能使之前的溝通全部翻盤。

無論是「為什麼不做××醫療」或是「為什麼要做××醫療」，背後都像是隱含著一種潛台詞：「我覺得你做錯了」。這句話帶著一種批判的角度，看待病人過去的選擇，彷彿隱隱約約告訴他「如果是我，我不會這麼做」的感覺，會為病人增加很多壓力。

日常生活中，我們已經非常習慣如此批判性的語言，像是小朋友做錯了事情，舉凡在餐廳裡跑來跑去，或是動手碰一些不該觸碰的展品，家長們第一個反應就是「不要跑！」「不要碰！」「快去洗澡！」等等帶有立場性質的語句，這些其實都是批判。差別在於，平時使用這樣的溝通方式，影響層面較小，但是在面對易帶有情緒性的溝通場合時（如面對末期病人），這樣的方式可能就不合適。這時，我們或許可以使用開放性問句。**我推薦這樣說：「你選擇這樣的醫療方式，真的很勇敢，可以告訴我你怎麼做決定的嗎？」**

第三句：「加油！」

「加油」這兩個字，可以是激勵的魔法，也可以是消磨意志的魔咒。我們幾乎每天都會說聲加油：上課時跟學生說「加油」，上班時跟下屬說「加油」，回家時跟兒女說「加油」，甚至連總統都成天把「加油」在嘴邊。彷彿說了加油，鼓勵就會傳達，人生就會改變。一般狀況下，也許是的。但對於末期病人呢？說了「加油」後，病人可能會想：「難道我不夠加油嗎？」；家屬可能會思考：「我還要怎樣加油才可以呢？」是故，除非是病患的真心好友，可以讓對方正確理解「加油」的意思，不然，我推薦這樣說：「嘿！我會儘量多陪陪你。」**面**

現在就可以看

民醫晚安：探病 NG 語錄

https://goo.gl/j5hR88

對死亡的孤單幽微，也許除了加油，需要的是更多的陪伴。

我相信每個人面對末期病患，都是抱持著善意說話的，因此，我們更要思考，如何將自己的善念轉化為精準的話語，給予正向的支持。

民醫小提醒

1 家人、朋友探病固然是好事，但是如果不小心留意說出口的話語，卻很可能為病人及家屬帶來很多壓力。

2 「早知道那時……如果……」或是「為什麼不做××醫療」都帶有批判性的立場，給予對方壓力。其實可以多使用開放性問句來替代。

3 「加油」可以是激勵的魔法，也可以是消磨意志的魔咒。

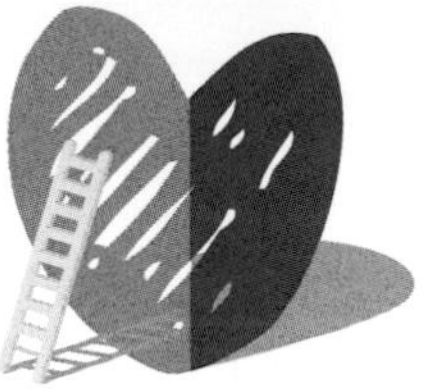

如果不知道說什麼，就直接說出現在的想法吧

——安慰的話少一點，同理性的回應多一些

這次，她說了好多心裡想說的話；這次，她沒有說「加油」。

前幾週，我的好朋友佳華，告訴我一個令她難忘，卻非常後悔的場景。

她三十八歲，是一個跨國外商公司的台灣區的行銷經理，外型亮麗，口才辨給。

自從加入公司以來屢創佳績，職位也在短時間內不斷提升，去年還得到公司支持，到倫敦進修半年。結婚多年，兩個小孩也聰明乖巧，從外界的眼光看來，她就是人生勝利組。

就在她結束倫敦的旅行回到台灣不久，有一天早上，手機響了一聲，臉書上收到了一個訊息：「嗨，我是欣瑩，還記得我嗎？」

佳華腦海裡轉了一轉：「欣瑩？國中同學嗎……。」沒時間細想，索性當作沒看到，不回覆，繼續處理如山一般多的工作。

直到下班，開車回家的路上，佳華才逐漸撈回過去的記憶，想起國中時期她和欣瑩有多麼要好。

好久，不見

國中時代，她們兩位是班上的風雲人物，考試總是分居一、二名，互有領先；又同時是演辯社的社長與副社長，常常組隊到其他學校舌戰群雄；不只這樣，她們體育也好，總是一起入選田徑校隊。也許是兩人都太優秀了，常常有機會聚在一起，因此兩人的感情愈來愈好，簡直到了無話不談、形影不離的程度。甚至佳華暗戀班上哪個男生，也都會第一個告訴欣瑩，欣瑩也會提供很多攻略方法和意見。儘管在成績上彼此屬於競爭關係，但兩人一點都不覺得，常常一起念書，一起解題。

只是到了高中，如同許多「曾以為是一輩子的友誼」，卻在兩人分別分到自然組和社會組後，漸漸疏遠，各自有了新的朋友圈。

佳華的思緒從國中時代回到眼前的紅綠燈，趁著紅燈仍未轉成綠燈前，有點慌亂地發出訊息：「嗨，欣瑩。好久不見了，妳好嗎？」

過了不久，手機又響了：「嗨，佳華。好久不見了，最近遇到一些事情。在臉書上看到妳最近去英國，很為妳開心。」

佳華心中有點疑惑，事情？於是又發訊息：「怎麼了嗎？」只是，這一次等了很久，欣瑩都沒有再發訊息來。過了一陣子，事情也忙，佳華就漸漸淡忘這件事了。

直到幾個月後，佳華突然被加入一個臉書群組，名稱是：「國中老同學」。心中覺得很有趣：「怎麼國中這一幫人最近連絡不斷？」於是點進去，發起人是國中時的活動股長，他留言寫到：「大家好，好久不見了。這次找大家組成群組，是因為我們的國中同學欣瑩，很不幸得到肺癌末期，想說大家要不要約個時間去醫院看看她。」佳華看到這裡，胸口好像被某種鈍器重擊了一下。

再見，茫然

台北某大醫院的一樓大廳，一群人聚集在那裡等待，他們都是欣瑩的國中同學們。其中，也有佳華。

佳華得知消息之後，本來想馬上去探視欣瑩的，但是又很害怕：「一個人去，萬一不知道要說什麼怎麼辦？會不會很尷尬？」「還是跟同學一起去比較好，人多就不會尷尬了。」於是，好久不見的國中同學一行人，在醫院大廳寒暄，都沒想到多年不見，再見面居然是這個場景。

坐了電梯，上了樓，進了病房，佳華看到了許久不見的欣瑩，她變得好瘦，跟記憶中她的樣子差好多。進到病房，所有同學突然都沉默下來，不知道第一句話該說什麼。

「嗨，大家好久不見。」反倒是欣瑩笑著先開口。聽到這句話，大家似乎鬆了一口氣，於是便開始吱吱喳喳聊起天來，聊國中時代的回憶，聊各個同學的近況，聊當時的班對後來的八卦，無所不聊，就是沒有提到欣瑩的病。

有時候，因為肺部很多痰，欣瑩會不時停下來咳嗽，非常費力的樣子。這時候，所有人都會小心翼翼地閉上嘴，低下頭，用眼角的餘光掃描欣瑩媽媽幫用衛生紙幫她擦嘴巴的模樣。隔一陣子，才又開啟另一個話題。

在眾人的聲音之中，佳華反倒是比較沉默的那一個。她自己也很驚訝，平日在外商公司的她口若懸河，客戶要談什麼主題她都可以接得下去，每一個遣詞用字都可以很精準。只是，她現在反而不太知道要說什麼，她覺得很難面對。

離開的時候到了，所有同學一一跟欣瑩道再見，女生會上前去抱抱她。大部分的同學都說：「欣瑩，不要放棄喔。」或是「要堅強喔。」這些鼓勵的話。輪到佳華的時候，她很緊張，一直在腦海中搜尋合適的字句。她上前抱了欣瑩一下，才驚覺，她怎麼變得這麼瘦弱。最後，她靠在欣瑩的耳邊，輕輕地說出「加油」兩個字，看著欣瑩漠然的眼神，轉身離開病房。

才到電梯口，佳華就後悔了，淚水滑落下來，她想：「現在說加油又有什麼用呢？」「難道欣瑩不夠加油嗎？」「我有什麼資格跟她說加油？」

但是，她真的不知道要說什麼。

同理陪伴，坦誠以對

各位朋友，你是不是也常把「加油」掛在嘴邊呢？「加油」兩字在溝通的專業領域，我們叫它做「安慰性的回應」（Reassuring Response），除了「加油」之外，舉凡像是「不要擔心」、「不要想這麼多」、「往前看」、「不要放棄」等等都屬於這一類。這些話本身沒有不好，但是當面對末期病人這一些特殊的族群時，這些話不僅於事無補，還很有可能增加傷害。因為「怎麼可能沒有加油」、「怎麼可能不要擔心」、「怎麼可能不想很多」、「我也不想放棄啊」這些想法很有可能會傾巢而出。

其實，有時候我們說「加油」，只是因為，我們不知道要說什麼，就像佳華一樣。那該說什麼？**如果不知道要說什麼，就把此時此刻的想法直接說出來吧**。假設佳華當時跟欣瑩說：「其實看到妳這個樣子，我覺得很難過，自己也很難面對……。」

會不會比單純的「加油」好一些呢？

「加油」不是不好，只是要看溝通的場合與對象。面對末期病人與家屬，「同理性的回應」比「安慰性的回應」更重要。

故事沒有結束。佳華告訴我，在那次見面的三個星期之後，她鼓起勇氣，一個人到病房去探望欣瑩。這次，她說了好多心裡想說的話；這次，他們共同回顧了過去許許多多的美好回憶；這次，她沒有說「加油」。

民醫小提醒

1「加油」二個字在溝通的專業領域，我們叫它做「安慰性的回應」。面對末期病人時，這些話不僅於事無補，還很有可能會增加傷害。

2有時候，我們說「加油」，只是因為，我們不知道要說什麼。如果不知道要說什麼，就把此時此刻的想法直接說出來吧。

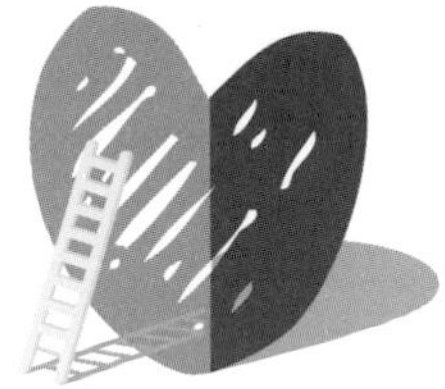

別讓你的愛被誤解

——如何跟家人溝通安寧療護理念？

我跟爸爸溝通安寧緩和醫療，沒想到惹他生氣，還罵我是不孝女……

安寧療護門診，病人不多，但是每個病人可能都會花很久的時間。

上個月的某個星期五早上，門診即將結束了，掛進來一個新病人，是一位六十五歲歲男性。「這個可能是來做安寧諮詢的，請他進來吧。」我跟護理師說。

結果，門一開，出現了一位長相甜美的女性，約莫三十出頭歲，穿著套裝和高跟鞋，耳環閃閃發亮。「應該搞錯人了吧。」心想，我有點錯愕。

意志堅定的父親　心疼父母的女兒

沒想到，她一坐下來，眼淚就不停地掉。原來，她叫小莉，那位掛號的病人是她的父親，已經肺癌末期了。

「醫師，怎麼辦，我爸活著很痛苦，他真的很痛苦！」小莉從頭到尾跟我說了父親生病的過程，從一開始如何開刀、如何進行化療、如何吃標靶藥物，轉移之後做放射治療，到現在已經腦轉移了，都沒有辦法走路了，他依然不放棄，仍然每天在網路上搜尋是否有最後的奇蹟療法。

「醫師，我爸意志真的很堅強，但是真的太辛苦了！媽媽為了照顧父親，也累倒了！」她哭得差不多了，擦擦眼淚。「那你們有跟爸爸討論過安寧緩和醫療嗎？」我說。

小莉眼睛亮了起來。「對！我就是在網路上看到這裡有安寧門診，所以才來掛號，我們全家都不清楚，想了解一下什麼是安寧緩和醫療。」

於是，我把安寧緩和療護的定義、適用疾病、狀況，以及安寧病房治療與安寧共照治療還有安寧居家治療的差異，都跟她說了。甚至我拿出「安寧緩和意願書」給她看，跟她說明相關的流程。最後，問了她一些父親現在的症狀，告訴她平常在家要怎麼照顧。於是她說：「謝謝醫師，我回去會跟我爸好好談談。」

不適當的溝通方式 讓孝心被誤解了

過了兩個星期，另一個星期五早上的安寧門診，我又看到了那個病人的名字，心裡想：「可能是溝通成功，小莉的父親真的要來了。」

結果我猜錯了，還是小莉，而且，她一坐下來，又開始哭了。

我有點尷尬，問她說：「發生了什麼事？」

她說：「醫生，我把你跟我講的試圖解釋給我爸聽，但是才講沒幾句，他就生氣了，還把我罵一頓，說我是不孝女。」說到這裡，她哭得更厲害了。

好不容易她平復情緒，我才問她：「那你是怎麼問爸爸的呢？」

小莉說：「我就跟她說什麼是安寧阿！一開始還好好的，後來我問他，要不要簽那個放棄急救同意書，他就生氣了。」「你真的這麼說？」我問。她點點頭。

我恍然大悟。

二不二要 正確傳達安寧療護理念

寫作、演講這些日子以來，最常被一般民眾問到的問題就是：如何跟家人溝通安寧療護理念才不會被誤解？其實，溝通安寧療護的理念有特定的方法，經過多年的摸索，我整理出了「二不二要」，告訴大家應該要怎麼說比較好。

一不：避免問「要不要救？」

「要不要救？」這樣的問句，在溝通中的侵略性是很強的。「救」這個字在中文裡隱含著善的概念，比方說我們常用的句子：「救人一命，勝造七級浮屠。」這也是為什麼，醫師護理師在傳統觀念裡地位是很崇高的。問對方「要不要救？」會給對方一些壓力，好像在告訴他：你如果見死不救就是壞蛋。那麼，要怎麼說呢？可以用「急救」來代替「救」，避免單獨使用「救」這個字。例如可以這樣問：「如果有一天真的回天乏術了，還想要急救嗎？」

二不：避免使用「放棄」這二個字

其實，沒有人想要放棄任何人。從小到大，我們接受的教育就是告訴我們，不可以「放棄」。因此，「放棄急救」一樣隱含著立場的批判，好像在說不急救是不好的、不應該的，這都會讓病人及家屬感到壓力。那麼，要怎麼說呢？可以用「不要」來代替「放棄」。舉例，可以這麼問：「如果有一天變成植物人，是不是就不要急救了？」

一要：可以用「治療方向的改變」來說明

緩和醫療並非不治療，更不是放棄。只是治療方向由原本的治癒性的治療，變成以提升生活品質為目的的治療。由原本的開刀、化療、放射治療，轉變成疼痛治療、症狀治療、心理治療等。都是治療，都是為了要提升病人及家屬的生活品質所做的事情，只是方向不同而已。

二要：可以用「減法」和「加法」來說明

多數人認為安寧就是這個也不做那個也不做，「放棄」或者是「等死」。但是，這個部分的治療比一般印象中的更多元。比方說我們常常使用芳香治療、藝術治療、中醫輔助治療、靈性治療等等。所以不是減法，是加法。

我把應該要怎麼溝通的「二不二要」跟小莉詳細地說明了一遍，她點點頭，跟我說：「朱醫師，這一次，我會好好地說。」

看著這樣一個跟我年紀相仿的女生，如此有勇氣，如此堅持，我非常佩服她。

民醫小提醒

1 安寧療護概念的溝通，避免使用「要不要救？」這樣的問句，可以用「急救」來代替「救」這個字。避免使用「放棄」這兩個字，可以用「不要」來代替「放棄」。

2 安寧療護概念的溝通，可以用「治療方向的改變」來說明，由原本的治癒性的治療，變成以提升生活品質為目的的治療。也可以用「減法」和「加法」來說明，因為安寧的治療其實更多元。

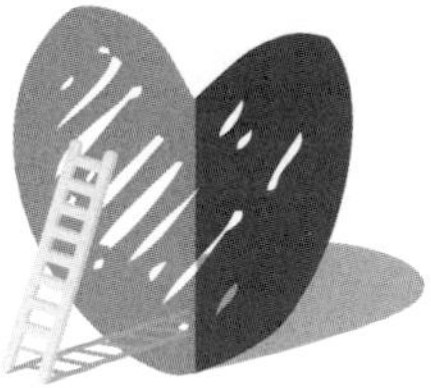

正確溝通，當個溝通助攻王

——溝通就像傳球，四心法教你傳對球

如果把我們的話想成一顆球，人與人之間的溝通，就好像互相將球傳來傳去。

ＮＢＡ湖人隊超級球星科比・布萊恩（Kobe Bryant）在例行賽最後一場結束後正式退休。

那是一個感人的夜晚，看著二十年來陪伴我們長大的球星即將要離開球場，勾起許多回憶。

不過那天讓我印象最深刻的，是科比賽後對現場觀眾的感言，他說：「你們知道嗎，很好笑的是，讓我今晚如此興奮的原因就是，二十年來，我總是聽著人們大喊叫我傳球，沒想到最後一晚，大家都喊著『別傳球』，哈哈哈（大笑不止）……。」

聽到這裡我不禁會心一笑，科比早期球風以不團結聞名，習慣不傳球，自己投籃，自己切入。在籃球場上的行話來說，就是「自幹」，是一種自己打起來很爽，但是隊友卻通常不會這麼開心的打法。

說到傳球，讓我聯想，溝通，不也是一種傳球嗎？

溝通，是一種不停傳球的動作

如果把我們的話想成一顆球，人與人之間的溝通，就好像互相將球傳來傳去。當我們有說話的需求，通常我們面對的不是空氣，也不是物體，而是另一個活生生的人。我們跟別人說話，就是把球傳出去，希望別人聽到後有回應，再傳回來。如此一來一往，形成了溝通的基本架構。

所以，平常的溝通當中，無論是專業溝通、醫病溝通、親子溝通等等，想要好好傳球，贏得比賽，建議四個「溝通」傳球心法。

心法一：不要都不傳球

溝通是雙向的，甚至多向的。過去針對溝通相關的研究告訴我們，每個人都喜歡說有關自己的事情，而對別人的事情相對不感興趣。因此，如果都是你一個人說話，一直把球帶在身上，不給別人有回傳球的機會，那人緣勢必不好。相反的，如果可以一直傳球給別人，少說多聽，再適度地在交談中空白的時候「做球」（為他人製造表現機會），那你一定是在團體中最受歡迎的那個角色。傳球的祕訣是什麼？**關鍵是：「問問題」，問對方的專業、專長、有興趣的事物，他一定很樂意與你分享。**

心法二：別人傳球給你，不要漏接

常常，我們給對方機會說話，但卻接不到對方投過來的球。這是什麼意思呢？意思是對方說 A，你卻說 B，牛頭不對馬嘴。就好比好友跟我說：「我今天心情真的好差！」我卻說：「我好餓，想吃牛排。」是一樣的道理。即使你做到了傳球給別人，但卻接不到別人的球，溝通一樣是徒勞無功的！只是若要接到別人的球，該怎麼做呢？

關鍵是：「用心聽」，聽對方話語的關鍵字，聽對方隱含的情緒，就可以比較知道對方想要表達的重點。

心法三：要傳球給別人，不要暴傳

在職場上，我們也常常會出現溝通不良，也就是「暴傳」的狀態。好比說我們交代的事情，明明有說，但底下的人可能沒聽到，或是漏聽了某個部分。在會議中的情境更是明顯，明明老闆是跟小明說要如何如何，但小明沒聽到，反倒是小華聽到了，為什麼？這是因為，我們要傳球給別人，就要確定被傳球者的位置何在，以避免暴傳，也就是說雙方要進行眼神的注視。發話者要確認聽話者的眼神看到你了，才開始說話，而聽話者也要專注去尋找發話者的目光，才能確保傳接球順利。

關鍵是：「引注意」。說話之前，先吸引對方的注意力，比方說，叫他的名字，或是眼神一直注視著對方，都是很好的做法。

心法四：要傳，就要傳出助攻

籃球中，只要傳球給其他球員而他可以得分，就記一次助攻！所以，如果是在一個團體溝通當中，我們身為一個好的後衛（傳球者），一定要想辦法傳給「會得分的人」，誰是會得分的人？如果團體中有口才好、開心果、或是有特殊經歷喜歡分享的人，那就是容易得分的人，這時傳球給他，就有機會傳出助攻！專業溝通上也一樣，一定是將球做給「具有決策權」、「擁有特殊專業」的人，如此才容易在短時間內得到寶貴的資訊。

關鍵是：「給機會」，適度地給應該在合適場合可以有合適發言的人機會，如此自然會讓自己成為受歡迎的人。

也許我們不是科比，但只要在溝通中多傳球、不要漏接、避免暴傳、設法傳出助攻，相信每個人都可以成為溝通助攻王！

民醫小提醒

1 如果把我們的話想成一顆球，人與人之間的溝通，就好像互相將球傳來傳去。我們跟別人說話，就是把球傳出去，希望別人聽到後有回應，再傳回來。如此一來一往，形成了溝通的基本架構。

2 掌握「問問題」、「用心聽」、「引注意」與「給機會」的關鍵四原則，每個人都可以成為溝通傳球高手。

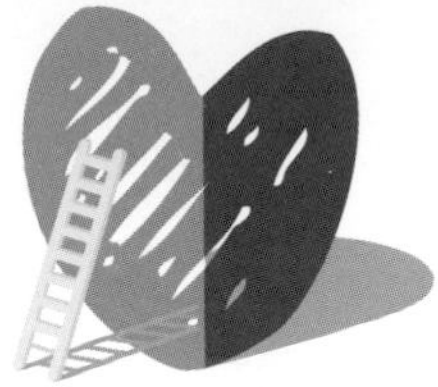

沉默，有時比言語更有力量

——主動沉默三原則，緩解凝結的空氣

面對悲傷的親人朋友，我們可以沉默的陪伴，然後再從那之中，尋找希望。

郭大哥，五十五歲，肝癌末期，最後的日子決定在南投的家中靜養，接受居家安寧服務。

每週例行跟團隊護理師和志工到家中去訪視，發現郭大哥的狀況漸漸變差了。身體一天比一天虛弱、意識一天比一天模糊。皮膚的黃疸，蠟黃中帶有茶色，讓我聯想起梵谷的那幅著名的畫作〈向日葵〉，只是染了層灰。

上個月某天再度到訪，護理師量血壓時，發現血壓從上一週的一百三十／六十五，降到現在的八十一／五十，人幾乎叫不醒，只能應一些模糊的句子。

「是時候了。」我心想，重要的一刻即將來臨。

沉默的力量

那天郭大哥的大女兒剛好在家，沒有上班，之前看過很多次了，彼此都熟。我跟她招招手，示意她到沙發上坐下。

「郭小姐，最近有發現爸爸有什麼異狀嗎？」我試探地先開口。

「還好耶，跟之前都差不多啊，爸爸一直在昏睡。」她似乎沒有察覺到父親的變化。

「今天幫爸爸量血壓，變得很低，他的意識也比上週差了很多。我擔心這可能是一些狀況變化的徵象。假使情形不好，之前家裡其他人有沒有什麼準備？」下次來看可能是一週後了，所以我直接說重點。

「準備……，之前都大哥二哥他們在處理的，我不知道……。」她有點慌亂的感覺。

「可能要跟哥哥他們討論一下後續的事情，這裡有一本《惜別手冊》，裡面有一些資訊可以參考……。」

「…………」郭小姐忽然陷入沉默，眼神望向遠方，好像到了一個遙遠的所在。然後，她開始掉淚。

「…………」我看著她，心中覺得沒有什麼適合的字句，於是遞給她一張衛生紙，靜靜看著她哭。

就這樣二人沉默了大約三分鐘，都沒有說話。我看著她的眼神，從渙散，慢慢聚焦回到現實。我才開口：「你一定很不能接受，是嗎？」她一邊流淚，一邊說：「我沒有想到會這麼快……。」她低下頭，把臉整個埋進掌中，開始大哭。

我和居家護理師對看了一眼，都沒有說話，只是坐在旁邊，靜靜陪著她。

又過了五分鐘的沉默，卻彷彿是永恆的時間一般。她抬起頭，把眼淚擦乾，說：「醫師，我會跟哥哥他們討論一下。」

主動的沉默：三個原則

其實，我們很害怕沉默，也不習慣沉默。就好像兩個不常碰面的朋友見了面，卻沒有話題可以聊，那沉默的幾分鐘，令人坐如針氈，於是總要擠出一些字句，讓氣氛能延續下去。面對朋友悲傷需要安慰的時候，我們也習慣於持續提供一些像是「加油喔！」「不要難過。」「一定會雨過天青的！」「你看看，其實還有……」等振奮士氣的話語。什麼都不說，太尷尬了，不是嗎？但是，有時候面對的情境，是說什麼都不合適、說什麼都太膚淺的。就像我跟郭小姐說關於她父親的壞消息，這時說「加油喔！」「不要難過。」好像都不對。於是，不如沉默。

只是，沉默並不是非常被動、消極的，也不是既然沒什麼話可以說，不如就低頭玩手機，不是的。沉默，其實是一種主動的陪伴。以下提供三個可以在實務中練習沉默的原則：

一、**眼神注視：**眼神注視對方，即使對方沒有在看你，也要讓他知道，你還在。

二、**適時協助：**適時做一些貼心的小動作，如遞衛生紙，倒一杯水等等，不僅讓沉默的時刻不那麼難熬，並且讓對方感受到你的關心。

三、**同理情緒：**沉默結束，察覺到對方恢復到狀態之中，也是要以同理情緒的話打破沉默。可以說：「一定很不好受。」或是問對方：「還好嗎？」適時開啟另一波溝通。

前兩天和精神科醫師朋友吃飯聊天，席間跟他談到最近運用沉默的經驗，沒想到他也非常同意這樣的方式，並且說了一句令我印象深刻的話：「有時候病人承受的痛苦，是我們怎麼樣都無法了解的，要說什麼呢？」

也許我們無法完全理解，也找不到合適的語言，**但面對悲傷的親人朋友，我們仍然可以沉默的陪伴，然後再從那之中，尋找希望。**

民醫小提醒

1 一般人很害怕沉默，也不習慣沉默。沉默並不是非常被動、消極的。沉默，其實是一種主動的陪伴。

2 主動的沉默三原則：眼神注視、適時協助、同理情緒。讓沉默也可以成為溝通的助力，開啟更有效的溝通大門。

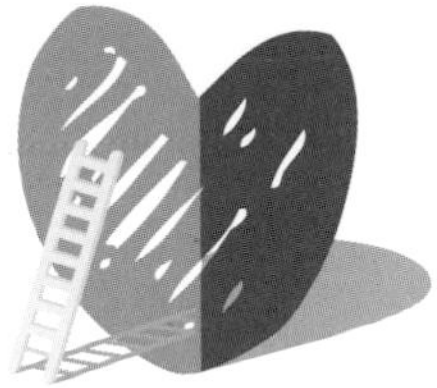

說話，有著不可忽視的治癒力量

——有 SHARE model，真好！

醫師使用藥物或手術治療病人，其實，說話也一樣有治療的效果！

利用一個週末參與了台灣心理腫瘤醫學學會（http://www.tpos-society.org/）舉辦的「癌症病情告知溝通訓練技巧訓練」，兩天的時間，學習到如何運用 **SHARE model** 來做壞消息告知的技巧與藝術，令人難忘。

什麼是 **SHARE** model 呢？就是：

Supportive environment 支持性環境的設定

How to deliver the bad news 壞消息的傳達方式

Additional information 附加的資訊

Reassurance and **E**motional support 再保證與提供情緒支持

而所謂的壞消息是什麼呢？以癌症而言，主要有三個時間點：

一、初診斷

二、復發

三、必須中止治癒性治療

為什麼在做壞消息病情告知的時候要使用 SHARE model？那是因為，一般人無論是聽到以上三個情境的哪一個，都會覺得很難接受吧！若是使用過去傳統醫療人員上對下，單向的溝通方式，常常造成誤解與正確訊息無法傳達的遺憾，以致之後要花更多時間溝通！病人要和醫療人員見上一面，已經很不容易，所以我們更要珍惜每一次相處的機會！

SHARE model 的情境

SHARE model，專業人員實際怎麼做？用一個虛擬的情境來說明。

六十歲的詹伯伯因近半年食慾不振、體重下降，甚至是常常噁心嘔吐，到醫院接受了完整的檢查，也做了胃鏡和大腸鏡，今天要來醫院門診看報告。他的門診醫師，張醫師，事前已經看過報告，知道詹伯伯是胃癌。

張醫師：「請進。詹先生，詹太太，請坐。今天天氣很熱，怎麼來的？」（**提供支持性環境**）

詹伯伯：「坐車來的，最近連開車都不行，唉……。」

張醫師：「聽起來有點沮喪，還好嗎？」（**再保證與提供情緒支持**）

詹伯伯：「不是很好啦，身體愈來愈沒力，也吃不下東西，一直想吐。」

張醫師：「好像很多不舒服，一定很不好受。」（**再保證與提供情緒支持**）

詹太太：「醫師，啊上次的檢查報告，出來了嗎？」

張醫師：「報告出來了，我想先問詹先生，有些人對於疾病會想要知道很詳細，有些人知道大概就好，我們今天有時間讓我說詳細一點嗎？」（**壞消息的傳達方式**）

詹伯伯：「有，有時間。」

張醫師：「等一下如果過程中有任何疑問，都可以隨時打斷我，可以嗎？」（**壞**

消息的傳達方式）

詹氏夫婦點點頭。

張醫師：「切片報告的結果，很遺憾的，是胃癌。」（確定壞消息的傳達方式）

詹伯伯低下頭來，不語。

（沉默……）

詹太太低下頭，開始啜泣。

張醫師沒說話，抽了幾張衛生紙，遞給詹太太。（再保證與提供情緒支持）

張醫師：「這個消息一定很難接受。」（再保證與提供情緒支持）

詹伯伯：「唉。醫師，現在怎麼辦？」

張醫師：「其他一些相關的檢查，都沒有看到腫瘤有轉移到其他地方，算是初期的癌症。我們可以採取的治療是先做手術，之後做輔助性的化學治療。」（附加的資訊）

詹太太：「是不是要一直住在醫院？」

張醫師：「聽起來你好像很擔心住院的事情？」（再保證與提供情緒支持）

詹太太：「對啊……，家裡開店，不知道要怎麼辦……。」

張醫師：「我想這部分可以慢慢討論，等家裡先安頓好再走下一步，如果有需要，也可以請你們兒女下次一起來，我一併說明之後會遇到的各種狀況。」（再保證與提供情緒支持）

詹伯伯：「唉，遇到就遇到了，謝謝張醫師。」

SHARE model 在日常生活中的運用

身為一個安寧醫師，感受到 SHARE model 的實用性之後，我不禁常常想，日常生活中，或是在職場工作裡，是不是也可以運用 SHARE model 來協助我們的溝通呢？

答案當然是肯定的。

特別是在職場工作當中，因為我們常常會面對到有情緒的溝通情境，或是需要危機處理的時刻，這個時候，SHARE model 就可以展現它的實用性。

舉個例子，每每到颱風天的時候機場總是會因為天候的關係使得飛機無法起飛，這時總會在新聞畫面上看到因為延誤行程的乘客而對著地勤人員發出怒氣。假如我們是地勤人員，希望可以安撫乘客的情緒而使得工作順利進行，該如何溝通？以下舉例說明。

地勤人員：「S先生午安，有什麼可以為您服務的嗎？不知剛剛公司發下去的毛巾、點心和熱茶，是不是都有拿到了呢？」**（提供支持性環境）**

S先生：「你們航空公司到底在搞什麼啊！為什麼等了那麼久都沒辦法給我們一個答覆！」

地勤人員：「真的很抱歉，我想你們一定對於現在的狀況非常生氣。」**（提供情緒支持）**

S先生：「當然生氣啊！我們的蜜月旅行已經耽誤了一天了，後面的行程不知道怎麼排！」

地勤人員：「你們一定很希望可以繼續計畫中的旅行，而公司也希望可以趕緊

讓每個乘客都可以平安地出發。」（**再保證與提供情緒支持**）

S先生：「那你們趕快嘛！到底都在做什麼呢？」

地勤人員：「公司現在有幾個方案正在努力當中，不妨請您坐下來，我仔細地跟您說明好嗎？」（**確定壞消息的傳達方式**）

當然，實際的溝通情境可能會有千百種展開的變化，但是我想強調的是，面對有情緒的溝通，專業人員除了不斷說明之外，更重要的是再保證與提供情緒支持，也就是同理顧客負面的情緒，溝通才會有機會更順利地進行。

說話，也是一種治療

上述提到的 SHARE model 技巧，看似簡單，但背後需要很多的練習。其實，面對困難的溝通情境，專業人員也不好過！但是，我們相信，說話的本身，就有一種療癒的效果。我的安寧導師——黃曉峰醫師曾說過：「**醫師使用藥物或手術治療病人，其實，說話也一樣有治療的效果！**」因此，無論多麼困難，我們都要試著把心裡的感覺說出來。

透過 SHARE model，希望醫療人員和病人，以及每個職場工作者，都能找到繼續溝通下去的力量。

民醫小提醒

1 壞消息的溝通狀況，以癌症而言，主要有三個時間點：初診斷、復發、必須中止治癒性治療。

2 SHARE model 包含五個層面：支持性環境的設定、壞消息的傳達方式、附加的資訊、再保證與提供情緒支持。這五個層面必須在溝通的模式中交互運用，才能進行有效率以及有效果的溝通。

第三章

預約一個有尊嚴的告別

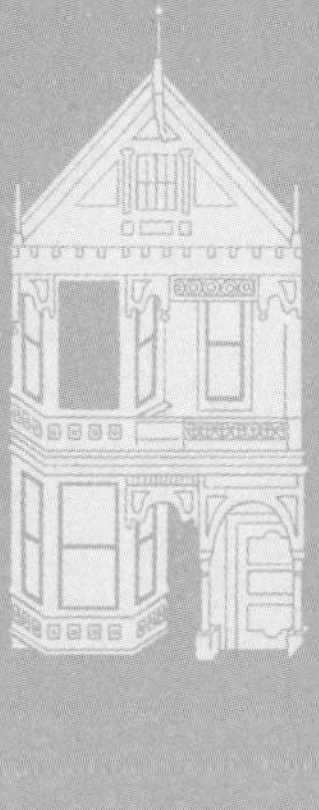

有一天，我們終究要在這人世間分別，不會因為這一張「預立醫療決定」就減少了那時的憂傷與思念。但是，因為事先做好了選擇，所以到時候，我們會擁有更多時間互相說謝謝、說對不起、說愛、說再見，而非花時間在憂愁自己為家人所做的決定。

Chapter 3

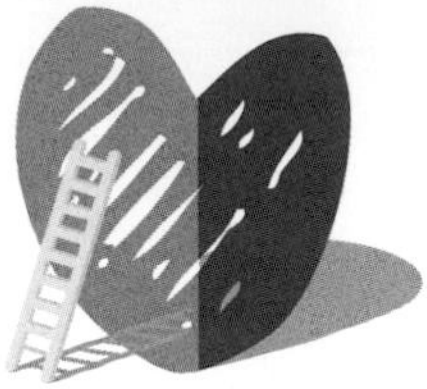

你的人生也可以漂亮下台嗎？

——從科比・布萊恩風光退休談下台的藝術

直到生命最後的那一刻，希望我們都可以依照自己想要的生活方式活著。

美國時間二〇一六年四月十三日，NBA湖人隊超級球星科比・布萊恩，在例行賽最後一場結束後，正式退休。

在最後一場比賽，他仍然拚盡全力，全場出手共五十次，拿下六十分，並帶領湖人在最後三分鐘內逆轉獲勝。

看到這裡，我的內心不禁浮出了疑問，科比今年儘管已經三十八歲，屬於老將之林；儘管近幾年狀態下滑，球隊戰績不佳，但他仍然是全聯盟身價最高的球員之一，並且依然有單場得分六十分的水準，只要他願意，未來幾年就算打不好，還是會有球隊簽他，給他還不錯的薪水，再賺個幾年，不是很好嗎？

下台，有兩種

我一直認為，下台有兩種。一種是職涯的下台，也就是多數人認為的退休。特別是那些在經驗最豐富、成就最巔峰的時候選擇離開的人，通常多數人會給予稱讚與祝福。畢竟在最風光的時候決定離開，離開自己熟悉的場域與生活，是一件非常不簡單的事。相反的，我們也看到在職場上許多人，年紀早已過了該退休年齡，體力、腦力、狀態都逐漸下滑了，卻仍占著位子不放。這樣的例子，通常會招來反感與厭惡。

其實，人生何嘗不是如此？

因為對於戲劇有高度的熱愛，我常常覺得，人生，其實就是一場戲。在我們自己的這場戲裡，我們是主角，但是我們同時也必須要扮演別人戲中的配角。在我們自己的這場戲中，我們可以決定人生的劇本，例如要讀什麼科系，要做什麼工作，要完成什麼目標，要追求什麼夢想，其實絕大多數掌握在自己手中。一個好的演員，腳踏實地、照著劇本精準演出；而一個較差的演員，很可能東忘一句，西落一詞，甚至跟對手演員都無法好好對戲。但無論是好演員或一般演員，每場戲都有它結束的時候，每個角色都必須要下台一鞠躬。就是這麼簡單：戲演完了，轉身，下台。下台下得好，餘韻存長。若是下得不好，不光是觀眾不買單，自己恐怕也不會舒服。

關鍵在於，人生的舞台，我們要選擇如何下台？

讓人生漂亮下台的最佳幫手——預立醫療決定

當我們不斷老去，身體愈來愈不聽使喚的時候，可曾問問自己：「什麼時候，是我下台的最好時機？在我下台之前，我需要做什麼準備？」不，我們不問，不敢問。慢慢的，我們眼睛看不清楚了，走不動了，沒辦法自己穿衣服了，沒辦法自己處理大小便了，沒辦法自己用嘴巴吃東西了，最後，我們完全不能動了，不能呼吸了，身上被插滿了管子。我們可能早已錯過，那漂亮下台的機會。

甚至很多老人家，連最後的日子想住在哪裡，接受怎麼樣的照顧，後事要怎麼安排，該選擇誰做自己的醫療委任代理人……，都來不及準備，就昏迷了，或是就失智了。這時，兒女只好扛下責任的重擔，必須要幫長輩做出，其實他們也不太清楚怎麼做是最好的，決定。

預立醫療決定，其實就是幫助我們在人生謝幕時漂亮下台的最好的工具之一。在頭腦清楚，身體活動自如的時候，可以事先想想：人有一天一定會老的，當身體不健康的時候，我希望接受什麼樣的醫療？我不希望接受什麼樣的醫療？我希望插管嗎？我想要做氣切嗎？其實，絕對不是插管或氣切不好，人生漂亮的下台，並非什麼醫療都不做；而是直到最後的那一刻，我們都可以依照自己想要的方式活著。這才叫漂亮，不是嗎？

科比退休這一天，最令我動容的，是他的賽後訪問。主持人問他說：「最後一個問題，當你離開這個球場，最後一次脫下這件球衣，你會在這裡留下什麼？在這球場上。」科比想都不想就回答：「我的心與靈魂。天啊，我為球賽付出了我可能付出的一切，這也是為什麼，我能夠如此灑脫的離開。我已為比賽獻出了我的靈魂，已經沒有……，我已用盡全力了。所以……，我把一切都留在這裡了。」

我們認真生活，付出一切，無非是希望職涯風光結束，人生瀟脫離開。科比在他二十年的球員生涯的尾聲，做到了。而你，在你的人生長河之中，也做得到嗎？

民醫小提醒

1 下台有兩種。一種是職涯的下台，也就是多數人認為的退休。另一種下台，是人生的下台。關鍵在於，人生的舞台，我們要選擇如何下台？

2 預立醫療決定，其實就是幫助我們人生漂亮下台的最好的工具之一。

3 人生漂亮的下台，並非什麼醫療都不做。而是直到最後的那一刻，我們都可以依照自己想要的方式活著。

不插鼻胃管，我爸爸會餓死

——鼻胃管的迷思

如果有一天，我們必須靠一條管子幫助進食，這，真的是我們想要的嗎？

儘管「安寧緩和條例」對於非癌症的末期病人已經適用了一段時間，但是對於病人、家屬和醫師來說，挑戰仍然非常大。最近常常想起，約一年前在台中照顧的一個病人……。

余爺爺的故事

余爺爺是一位八十八歲的慢性腎衰竭病人，已經洗腎洗十年了。剛開始洗，那時體力還不錯，每週三次固定到台中市的某洗腎中心報到，就可以維持著不錯的生活品質。但是好景不常，從大約四年前開始，余爺爺的體力每況愈下，從可以自己走，到拿拐杖、坐輪椅，到只能躺在床上，不過兩年多的光景。同時，余爺爺也被醫師診斷罹患失智症，到後期已經不太能說出流暢的句子，只能說出一些單詞：「好」、「吃飯」、「肚子餓」。

到了最近半年，狀況更是愈來愈嚴重。因為都躺在床上，家人不太了解照顧技巧，所以余爺爺的尾椎骨出現了褥瘡，常常流血。因為失智症的症狀，爺爺晚上常常大喊大叫，使得照顧他的兒子和外傭疲於奔命。加上進食量愈來愈少，身形整個消瘦下來，以至於洗腎的時候常常會掉血壓，也讓洗腎室的醫護人員很傷腦筋。

有一天，洗腎室郭醫師和爺爺五十多歲的兒子說：「爺爺這樣下去生活品質真的不好，有沒有考慮停止洗腎？還是我們請安寧的醫師來評估一下？」

於是，我第一次看見余爺爺，是在洗腎室裡。他正在接受洗腎治療，我走到病床前，看見一位幾乎是快要皮包骨的瘦弱老人，蜷曲在病床上，洗腎機發出咿咿的聲音。

我跟余爺爺的兒子自我介紹，說明來意，本想可能是一個困難的溝通情境，沒想到他出乎意料地表達善意：「醫師，我也知道爸爸很辛苦，但是這樣就不洗我也很放不下，我們先減少洗腎次數好不好？」

我同意「給他們一點時間」這樣的做法，於是便達成共識：洗腎由原來的三次改成兩次。後來，爺爺也住進了安寧病房。

只是，他真的吃東西愈吃愈少。有一天查房時，他兒子說：「醫師，我們幫爸爸放鼻胃管好不好？他真的吃很少，我很擔心。」於是，我走到病床前，握著余爺爺的手，問他：「爺爺，你都沒有吃東西，我們在鼻子放一條管子給你喝牛奶好不好？」爺爺搖搖頭。

看到爸爸搖頭，他兒子趕緊衝過來說：「爸！你都沒有吃耶！這樣怎麼會有體力？放個管子，好不好？」令人驚訝的是，爺爺這次點點頭。

於是，我們幫爺爺插上了鼻胃管。

告別前的艱難抉擇

隔天，我又去查房，發現爺爺的鼻胃管不見了，我趕緊問：「怎麼了？」

護理師才說：「爺爺半夜一直拔管子，在清晨時還是不小心被他得手了。」

兒子在旁邊很自責的樣子，說：「唉！都是我不好，上個廁所，管子就被他拔掉了！」

我拍拍他肩膀，安慰他：「沒關係，爸爸不喜歡，我們就不要勉強，可以試著從嘴巴吃一點布丁類的食物，比較好吞。」他點點頭。

約莫一個禮拜之後，爺爺血壓愈來愈低了。我跟他兒子說：「這樣下去洗腎也沒有什麼幫助了，我們就洗到這裡，好嗎？」他點點頭，流下淚來，說：「唉！我也知道會有這一天！」然後，又給爺爺吃了一口布丁，爺爺張著眼睛很大，眼神空洞地看著他兒子。

又過了一週，爺爺的呼吸開始變得很喘，使用了嗎啡才稍微好些，到這時，爺爺已經完全無法再進食了。我跟護理師點點頭，彼此都知道爺爺即將要離開了，沒想到，他的兒子說了一句讓我們很驚訝的話：

「醫師，幫爸爸放鼻胃管好不好，我真的很怕他會這樣餓死……。」說完，兩行眼淚就這樣流下來。

我拍拍他的肩膀，跟他說：「這真的很難吧！」他愈哭愈厲害，只好轉身到病房外面走廊。

過了沒多久，他回來了，他走到爺爺身邊說：「爸！你都沒有吃，我們再放個管子，好不好？」爺爺沒有表示。儘管我們用同理的角度與爺爺的兒子溝通，也說了很多關於現在狀況不適合再放鼻胃管的理由，但他仍然堅持要幫爺爺放鼻胃管。

放了鼻胃管之後，爺爺就開始掙扎，但是他沒有力氣把管子拔掉了，只好不停扭動頭部。過了兩小時，爺爺的兒子請我們把管子拔掉。

隔天，爺爺過世了。

鼻胃管的三大迷思

台灣是一個「民以食為天」的地方，所以幾乎有九成無法進食的病患，都會被放上鼻胃管；反觀歐美，則是有接近九成的病人都不會選擇鼻胃管，為什麼？可能是因為很多人有以下的迷思：

一定是因為營養不好，沒有體力，病才不會好！

這是非常常見的觀念，然而，對於末期病人而言，他們體力的衰弱往往都來自於本身的疾病逐漸惡化，如癌症、糖尿病、腎衰竭等等。再多的營養進去，其實身體也無法吸收，反而會因為太多營養和水分，造成身體多餘的負擔，產生全身水腫、腹水等等，使得病患更不舒服。

沒有放鼻胃管，病人會因為沒有進食提早走掉

國外的研究已經證實，有沒有放置鼻胃管和生命的長短，其實沒有必然的關係，我們更應該注重的，是病人自己的選擇和生活的品質。

鼻胃管是除了經口進食以外最好的營養給予方式

其實，還有另一種更不會讓病患感到不舒服的方式：胃造口，也是在胃部置放一條管子直接灌食，這個方式不僅會比較舒適，同時在照顧上也比較方便，但是因為一般民眾仍覺得這樣的方法比較具侵入性，所以通常抱持著排斥的態度。

事實上，鼻胃管是一個很棒的發明，讓暫時無法由口進食的病人（如外科病人）能夠短暫地借助管子持續得到營養。畢竟，由腸胃道吸收營養，依然是比較優先的選擇。只是很多時候，它可能被濫用了。

更重要的，是每個人都應該在健康的時候，想一想：當有一天無法經口進食的時候，我們是不是真的想要那條管子？也許有的人希望持續進食，而有的人不喜歡那樣的管子，都沒有關係。重要的是，我們要把我們的選擇告訴我們的家人，以免到那一天來臨，我們接受的醫療不是自己想要的。

余爺爺過世那天，他的兒子辦完手續，準備離開醫院之前，特地到安寧病房來，跟我們醫護團隊一鞠躬，說：「謝謝你們。」他的頭好低、好低……。面對至親離別的哀傷與糾結，是我們無論如何都無法完全體會的吧。

看著他轉身離開的背影，我的視線微微模糊起來。

民醫小提醒

1 對於末期病人而言，他們體力的衰弱往往來自於本身的疾病逐漸惡化，如癌症、糖尿病、腎衰竭等等。再多的營養進去，其實身體也無法吸收。

2 國外的研究已經證實，末期病人有沒有放置鼻胃管和生命的長短，其實並沒有必然的關係。

3 每個人都應該在健康的時候，想一想：當有一天無法經口進食時，我們是不是真的想要那條管子？重要的是，我們要把我們的選擇告訴我們的家人，以免到那一天來臨，接受的醫療不是自己想要的。

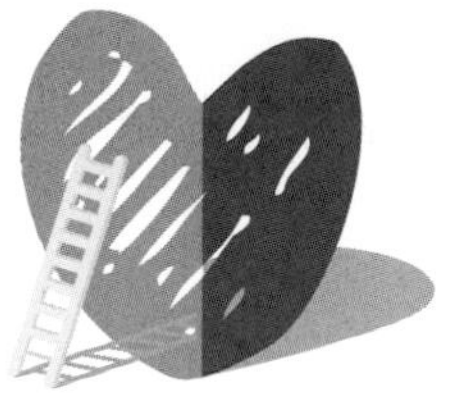

生命，自己決定

——從《病人自主權利法》，談「預立醫療決定」

「預立醫療決定」的真正精神，在於把生命自主的權力拿回來。

呼吸照護病房（Respiratory Care Ward，簡稱ＲＣＷ），是為必須慢性倚賴呼吸器的病人專門設置的照護場所。對一個安寧緩和醫師而言，那裡是個充滿故事的地方……。

日常的艱難抉擇

我第一次看到林阿嬤的時候，是在二〇一五年的年末，一個晴朗的下午。

八十六歲的林阿嬤，過去就有失智症、高血壓、糖尿病，這次因為急性腦中風失去意識而被送到加護病房搶救，經過幾週的治療，插管、氣切，到現在必須要長期倚賴呼吸器。而她的意識，始終沒有恢復，在某個不知名的地方飄盪著。

因為一直要靠呼吸器呼吸，又沒有恢復意識，所以家屬詢問主治醫師是否有撤除呼吸器的可能性，我也因為這樣而前來會診。來到阿嬤的床邊，看著阿嬤，她閉著眼睛，呼吸器發出打氣、消氣的噓噓聲，阿嬤的胸口也隨之上揚、下沉。她看起來像是睡著了，如此的安詳，讓人感覺不到她病了。

「大家好，我是安寧緩和朱醫師，今天找大家來，主要是想討論一下媽媽的狀況。」我用我熟悉一貫的開場白開啟話題。

林阿嬤有三個孩子，也都五、六十歲了。大哥住台中，之前一直擔任照顧媽媽的角色。二弟也住台中，最小的女兒則住在美國，上週才回國。

「哥，為什麼要找安寧的醫師來？」我才剛說完，小妹馬上發出尖銳的質問。

「唉，也是看媽媽很辛苦，才想說不要讓她這麼痛苦。」大哥低沉的說。

「你們有先問過我的意見嗎！說不定媽媽想繼續活著啊！說不定她不痛苦啊……。」小妹一邊說，眼淚一邊就掉了下來。

這時老二也加入戰局：「唉！哥，我當初就跟你說，不要做氣切，那時候就拔管，怎麼會拖到現在！」

大哥的太太，看到先生一直被質疑，很不忍心，眼眶泛淚著說：「唉！那個時候在加護病房，問醫師，醫師都說氣切比較好啊，怎麼知道現在會變成這樣！你們平常都不在，怎麼知道我們做決定的痛苦！」

這時，一直沉默的大哥，又說話了，滿臉都是淚水：「媽媽以前常常說，她活得夠久了，幾個孩子也都很有成就，她很滿意，此生沒有遺憾了……。所以我們才想說，是不是她不會想要活的那麼辛苦……。」

小妹已經泣不成聲，說：「可是說不定……說不定……。」

看到這裡我也很不忍心，於是我開口說：「我知道大家面對媽媽生病都很難過也很難做決定，我今天來也不是讓大家做決定的，只是希望了解每一個家族成員的想法，同時也告訴各位我們現在有哪些治療的選擇，以及這些治療會產生哪些可能的結果。看得出大家都很愛媽媽，都是為她好，我們一起來看看接下來的治療計畫，好嗎？」

大家都安靜下來，看著我點點頭，每個人臉上幾乎都是淚痕。

這樣的場景，在醫院幾乎每天都會發生。我常常想，要怎麼樣才能避免這樣的掙扎和遺憾？

我相信，《病人自主權利法》和「預立醫療決定」，是解決這個問題最重要的鑰匙。

病人自主權利法

林阿嬤的故事，幾乎天天都在各個醫療院所中發生。除了造成病人本身和家屬面臨掙扎的痛苦之外，其實治療病人的醫師心裡也很糾結，若家屬沒有給出一個明確的決定，很容易造成醫病之間的相互不信任，甚至造成醫病關係的崩壞。另外，很多無效的醫療就會在這時候出現，吞噬醫療資源。

阿嬤曾經說：「她活得夠久了，幾個孩子也都很有成就，她很滿意，此生沒有遺憾了……。」讓我們想一下，如果林阿嬤更明確為自己做了決定，會是怎麼樣的情形呢？假設她在健康的時候就召集她的三個小孩，跟他們說：「我活得夠久了，你們也都很有成就，我很滿意，此生沒有遺憾了……。如果有一天我得了絕症，不要幫我急救，我也不想像你爸一樣，生命的最後幾年都躺在床上，還做了氣切，我不想要這樣的生活，請讓我好好走，好嗎？」說完之後，阿嬤在家人的見證下簽署了她的預立醫療決定文件……。如果有這樣的假設，那以上的那些糾結、自責、悔恨，是不是都可能不會發生呢？

《病人自主權利法》就是保障我們都能夠擁有這項權利的法案。

《病人自主權利法》已經由總統於二〇一六年一月六日公布，並將於三年後（二〇一九年）實施。是台灣首部以病人為

現在就可以做

《病人自主權利法》全文：

https://goo.gl/ta3zui

主體的法案，保障了病人的知情、決策與選擇權。其中最重要的部分，在於「預立醫療決定」，可以讓每個人在健康的時候，事先決定未來如果面對五種臨床狀態（如病症末期、不可逆轉昏迷、永久植物人或極重度失智等）時，關鍵的醫療方式。

未來，如何做「預立醫療決定」？

依照《病人自主權利法》，「預立醫療決定」必須經由病人、家屬和醫護團隊進行「預立醫療照顧諮商」（Advanced Care Planning，簡稱ACP），過程中了解病人本身和家屬的想法，同時增加家屬對於病人想法的認知，減少可能的焦慮與自責。也就是說，我們自己的生命，到了最後，還是可以由自己決定的。

以林阿嬤為例，如果她健康的時候就跟她的家庭醫師，以及家人們有共同討論，將來面臨不可逆轉的疾病時該怎麼做，並且把那些決定寫下來，就是完成了「預立醫療照顧諮商」以及「預立醫療決定」。

那麼，現在呢？

聰明的讀者，看到這邊應該會問，《病人自主權利法》一〇八年才實施，那現在呢？我們該怎麼做？

在《病人自主權利法》還未實施之前，保障我們生命自主權的法案，是《安寧緩和醫療條例》。

儘管《安寧緩和醫療條例》適用的範圍，較《病人自主權利法》稍微小一點，但它仍然保障了我們如果有一天面對癌症末期，或是八大非癌症末期疾病以及漸凍人等不可治癒的疾病時，對於自己的生命做出醫療決定的權利。

有哪些決定呢？它包含：成為末期病人時，想不想被急救？如電擊、插管、壓胸等侵入性治療。或是成為末期病人時，希不希望接受維生醫療？如依賴呼吸器等延長瀕死過程的措施。

所以現在，我們依然可以根據《安寧緩和醫療條例》，在和家人討論過彼此的想法之後，簽署「預立安寧緩和醫療暨維

現在就可以做

下載「預立安寧緩和醫療暨維生醫療抉擇意願書」：http://www.tho.org.tw/xms/

生醫療抉擇意願書」。確保自己對於生命的決定權。

醫療決定，為愛而立

很多病人甚至朋友都會問我，「預立醫療決定」的精神是不是什麼都不做？其實不是的。**我認為，「預立醫療決定」的真正精神，在於把生命自主的權力拿回來，不需要倚靠家人幫忙做決定，並且讓家人與醫師可以放心地接受每個人所選擇的醫療。**真正的關鍵在「生命自主」。所以，如果有人真的熱愛生命，熱愛到他即使一息尚存，都仍然想要繼續接受侵入性醫療來維持生命的時候，我們也會尊重他的決定。重點在於，要把它說出來，寫下來，讓我們最愛的人知道我們的想法。

林阿嬤的故事還沒有結束。兩個星期之後，我再度接到她的主治醫師的電話，說阿嬤的家屬決定讓他拔管，準備讓她舒服地離開。

拔管的那一天，阿嬤所有的家屬都到了，包括她的孫子和孫女們。那是一個晴朗的下午。阿嬤的主治醫師跟家屬說明後，慢慢的調整呼吸器，直到最後關掉。

家人們都在阿嬤身旁，握住她的手，跟她說謝謝、對不起、愛和再見。阿嬤的女兒用手輕輕地撫摸媽媽，她的臉上滿是淚水，但卻掛著微笑。

阿嬤的兒女都知道，他們做的決定，都是因為愛。

醫療決定，為愛而立。

現在就可以做

《安寧緩和醫療條例》全文：

https://goo.gl/BYIa60

民醫小提醒

1《病人自主權利法》已經由總統於民國一〇五年一月六日公布，並將於一〇八年實施。是台灣第一部以病人為主體的法案，保障了病人的知情、決策與選擇權。

2依照《病人自主權利法》，「預立醫療決定」必須經由病人、家屬和醫護團隊進行「預立醫療照顧諮商」，為未來可能會遇到的關鍵醫療狀況做準備。

3在《病人自主權利法》還未實施之前，我們依然可以根據《安寧緩和醫療條例》，和家人討論過彼此的想法之後，簽署「預立安寧緩和醫療暨維生醫療抉擇意願書」，確保自己對於生命的決定權。

生命，由愛而生 醫囑，為愛而立

——不做「預立醫療決定」的壞處

因為我愛你們，所以捨不得讓你們受苦……，

今年年初，一個來自呼吸照護病房的會診，讓我到現在都會不斷想起。

呼吸照護病房專門收治無法自主呼吸、必須要使用呼吸器的病人。通常住在那裡的病人，多半都要臥床，做了氣切。有的可能還有意識，會點頭、搖頭，聽你說話；但絕大多數可能早已失去了意識，只有一個軀體憑藉著呼吸器，一呼一吸之間，在生命的大海中浮沉。

周爺爺七十五歲，半年前因為一次大中風，被插了氣管內管之後就再也沒有醒過來了。起初，家人覺得還有機會，再等等看。但一天一天的等待帶來的只是更深更深的失望。醫師說：「長期插管很不舒服，幫爸爸做氣切好嗎？」於是，四個月前，周爺爺接受氣切的手術，仍然躺在那裡。兩個月前，周爺爺又經歷的一次肺炎，發燒、全身冒冷汗，差點就走了，但他的身體依然撐了下來。一個月前，周爺爺的臀部出現了一個小傷口，後來愈來愈大。「褥瘡，在長期臥床的病人中，很常見。」醫師又說。

看著腐爛的傷口，周爺爺的兒女們再也忍受不了，他們不希望爸爸的生活是這個樣子，於是提出了要撤除維生醫療的要求，也就是要拔除氣管內管並脫離呼吸器。這樣的後果，就是病人可能在脫離呼吸器後數小時到數天內死亡。

艱難的家庭會議

因此，我接到會診通知，並召開了家庭會議，和周爺爺的五名兒女們確認他們的想法。那天，家族成員幾乎都到了，我們圍成一圈坐著，我先開口：「大家好，我是安寧朱醫師，今天找大家來，是想跟大家確認，關於要撤除爸爸呼吸器這個問題，大家的想法是不是一致。」

大哥先開口：「醫師，我們幾個都覺得爸爸這樣活著很辛苦，決定要讓他拔管。我們都討論好了……」

「嗯，如果大家都有共識，那我們接下來討論拔管的時候一些可能會面臨到的情形……」不料我話還沒說完，二哥的太太說話了：

「唉呦，真的要拔嗎？我剛剛去看爸爸，他的呼吸、心跳都很好，面容也很安詳，看起來沒有什麼痛苦，真的不給他一個機會嗎？醫師，如果不拔管，他有天還是有可能會醒過來，是不是？而且，我們又不是他，說不定他想活下來……。」

二嫂一說完，有一種瞬間會議室的氣溫下降十度的感覺，大家都低著頭看著地上，不說一句話。我回答：「不是說完全沒有機會，只是依照目前看來，機會不大。」

小女兒終於忍不住了，眼眶含著淚水，說：「我們不要再折磨爸爸了！他不會想要這樣的……。」

四哥聽到妹妹這麼說，忍不住補一句：「唉，小妹，那個時候在急診室我不是說嗎，不要幫爸爸插管，妳看看，現在變成這樣！」

小妹情緒爆發了，聲淚俱下：「那個時候很緊張，我也不知道阿！醫生說不插管就有生命危險，你要我怎麼辦！我……。」她說不下去，一直掉淚。

房間一片沉默。

我不禁開口：「我想大家都有很多想法和情緒，但是我們的目標應該是一致的，那就是希望爸爸的生活品質可以更好。」

大家看著我，再看看彼此，都點點頭。

我繼續說：「大家都很難過，也不確定你們做的決定是不是對爸爸最好的，所以很掙扎。但是，除了媽媽之外，這世界上最了解爸爸的人，其實就是你們了。過去你們共同生活了幾十年，爸爸的個性、行事作風、喜好、對生命的看法等等，這世界上沒有人比你們更了解他。所以，**其實你們並不是幫他『做決定』，而是你們知道他要什麼，代替他『說出他的想法』**。」

小妹聽到這裡，擦了擦眼淚，抬起頭來，對著其他哥哥姐姐說：「我們再討論一下，想看看如果是爸爸的話，他會想要怎麼做，好嗎？」

如果周爺爺有「預立醫療決定」的話

這樣的故事，在醫院的各個角落，每天都在上演。

聽著他們的對話，我不禁想，是什麼造成摯愛的家人需要彼此折磨？如果周爺爺在健康的時候有預立醫療決定，跟他的兒女說：「有一天如果我病得很嚴重，生命末期，請不要幫我插管。」或是「無論如何，我都不想氣切。」或是「如果有一天我沒有意識了，只能依靠呼吸器，請幫我拔管……。」是不是周爺爺最後的生命可以保有比較好的生活品質？是不是他的兒女們就不會這麼受苦？是不是……？

現在，想要預立醫療決定的朋友，可以簽署並預立「安寧緩和醫療暨維生醫療抉擇意願書」，預先決定是否希望在生命末期的時候接受急救與維生醫療的醫療選擇，例如插管，就是可以事先決定的選項。

北市聯合醫院黃勝堅總院長曾經說過，既然知道死亡是每個人生命不可避免的旅程，我們每個人除了預防自己在生命末期受苦之外，也應該要「預防他人受苦」，不要讓愛我們的人、家人、朋友因為要面對我們的離開，而承受太多本來不需要承

擔的壓力。「預立醫療決定」，其實就是預防他人受苦最重要、也最必須優先去做的一件事。

如果周爺爺有「預立醫療決定」的話，也許全家人的生命因而改變。

而我們呢？

生命，由愛而生；醫囑，為愛而立。

民醫小提醒

1「預立醫療決定」其實就是在健康的時候，預先思考未來生命末期會遇到的關鍵醫療抉擇。

2既然知道死亡是每個人生命不可避免的旅程，我們每個人除了預防自己在生命末期受苦之外，也應該要「預防他人受苦」。

3「預立醫療決定」是預防他人受苦最重要也必須最優先去做的一件事。

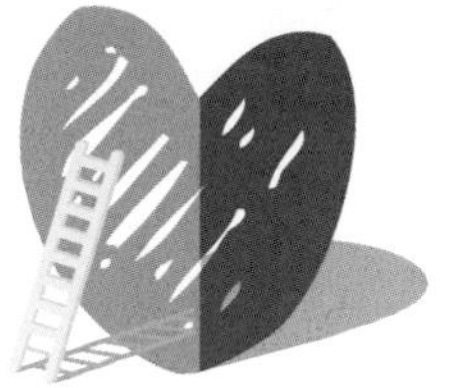

每個人，都有屬於自己的善終

——「預立醫療決定」包含哪些內容？

充分溝通，讓家人了解「善終」對我們的意義究竟是如何？

我一直是公共電視「有話好說」的忠實觀眾。兼具深度與廣度的主題設定、來賓的選擇、以及主持人掌握節目的節奏都非常到位精準。

過去一年的節目裡多次討論到安寧緩和醫療、病人自主權利法以及安樂死等相關議題，都讓我看的是興味盎然。

主持人常常會以一般大眾的角度發問，增添許多真實性與臨場感。其中有一集討論到「預立醫療決定」，主持人便以家屬的角度，用台語問在座的來賓說：「啊如果病人簽了不要急救，送到急診室的時候已經昏迷，這個時候他的兒子說：『醫生，如果你不救的話，我就告你。』啊這樣要怎麼辦？」

這是一個非常尖銳的問題，主持人還重複問了兩次。

這不禁讓我想起，我的高中同學小琪，最近問我的一個難題。

要不要替阿公決定開刀？

小琪是一位知名的建築師與室內設計師，也是我跟我太太的國中與高中同學，連我家的室內設計也是請她幫忙。平時我們常常沒事就會約一約出來吃飯，聊聊彼此最近工作與生活上遇到的事。

前幾個月有一天深夜了，我跟太太正在看電視，太太突然接到小琪的電話，講了一會兒，我看到太太突然面色凝重了起來。

她掛掉電話，我馬上問：「怎麼了？」

她說：「小琪的阿公住院了，好像很嚴重，她打來問我們有沒有什麼意見。」

小琪的阿公已經高齡九十六歲了，其實平日身體還算得上硬朗，跟奶奶還有外籍看護一起住在小琪家附近。本身沒有什麼高血壓、糖尿病之類的慢性病，就是眼睛因為白內障看不太清楚，還有雙耳重聽非常嚴重。因為攝護腺肥大的問題，偶爾會因為尿不出來要送到醫院去導尿。除此之外，似乎一切還好。有人扶著，可以自己走路去上廁所；甚至記性也不算差，跟他大聲一點講話，他還可以跟你對上幾句；愛抽菸，常常一個人坐在家門口的木頭板凳上抽菸。

聽著小琪的敘述，我閉上眼，彷彿可以看到阿公在午後的陽光下坐著抽菸的模樣，微風吹來，幾輛腳踏車穿過巷子。九十六歲，在我們醫師的眼中，其實這樣很不錯了。

然而好景不常，年齡大的人，很可能一個小問題就會致命。阿公發燒了，送到急診室，醫師檢查之後說是急性闌尾炎，腹腔內有感染。

若是年輕人，開刀把闌尾切除，住院三天就可以回家了。但是對一位九十六歲的老人家來說，開刀可能就會要了他的命。醫師說，開刀是比較理想的治療方式，但是年紀這麼大，麻醉後插管接上呼吸器，可能就有管子拔不掉的風險，更別說是其他併發症了。醫師又說，保守的方法，就是在闌尾處插一根小管子引流，再搭配抗生素治療，但是，感染源沒有徹底清除，效果不盡理想，甚至可能引發敗血症。

九十六歲的老人家，開刀，還是不開呢？這讓小琪和她父親傷透腦筋。所以才打電話來。

我第一個反應是：「問阿公吧。」確實，開也不是，不開也不是，理想的做法，把各種治療方式的好處和壞處都讓病人知道，再讓他自己做出決定。這是我平時解釋病情的一貫做法。

只是現實是艱困的，九十六歲的阿公，躺在急診室病床上肚子痛哇哇叫，一直要打止痛針。更何況他眼睛看不到，耳朵聽不到，這樣要怎麼問？小琪顧不得自己的形象，在急診室喊破了嗓子：「阿公！醫師問你要不要開刀！」但阿公還是哇哇叫肚子痛，根本聽不到小琪的問話。

小琪內心充滿了掙扎，因為她不知道，阿公想要怎麼做。她也害怕，萬一他們幫阿公做了決定，但是結果是不好的，怎麼辦？

這時，如果你是阿公的家人，你會怎麼做？

「預立醫療決定」的內容

一般來說，「預立醫療決定」會包含以下內容：

一、對於生命走到末期時是否要接受「心肺復甦術」，例如插管、電擊、壓胸等的選擇。

二、對於生命走到末期時是否要接受「維生醫療」，例如長期使用呼吸器、人工營養等等的選擇。

三、指定「醫療委任代理人」，也就是在失去意識之後，可以代替自己發聲，忠實地傳達自己醫療意願的人。

四、其他醫療選擇：例如要不要做器官移植、大體捐贈、往生地點，甚至是包含是否希望接受重大手術等等。

以小琪的阿公而言，如果他之前有做「預立醫療決定」，決定自己的其他醫療選擇，就好像要不要在這麼高齡時接受風險高的手術等等，那麼現在的難題，對小琪和他父親而言應該會簡單一些。

但是，對我而言，單只是將這些選擇寫下來，並非「預立醫療決定」最重要的精華所在。

「預立醫療決定」最重要的是……

「預立醫療決定」有幾個步驟：思考、選擇、溝通、寫下、修改。五個步驟，你覺得哪一個最重要呢？

我曾經面對醫院院的學生，請他們寫下他們覺得哪一個步驟最重要，他們都非常聰明，絕大多數的人都寫下二個字：「溝通」。

我認為，「預立醫療決定」除了讓我們有機會釐清對於自己生命的看法、意義與價值之外，**更重要的是給我們機會，去跟最愛的家人們討論這些我們珍愛的事物、我們覺得重要的事情。因為，「每個人都有他自己的善終想法」**。

我們自己覺得重要的事情，另一半可能並不這麼認為。我們不喜歡接受插管、電擊、鼻胃管，但我們的兒女可能覺得這些治療還好。但正因為是家人，所以這些重要的價值觀，必須要拿出來討論、分享。當大家都有共識，在生命的最後旅程才不至於有遺憾；當大家都有共識，就不會出現「醫生，如果你不救的話，我就告你」這樣子的事情了，不是嗎？

每個人都有自己的善終想法

後來，小琪和她父親決定讓阿公開刀。幸好，手術非常的順利，阿公不久後就出院，回到過去的生活。

小琪在她的臉書上寫下這段話，我想跟大家分享：

「後來手術順利，願意替九十六歲破爛腸子開刀的醫生是菩薩，但小朱說的那句話在心中一直迴盪著：問阿公吧。阿公已經重聽又幾乎失明，在急診室問他問題，喊到整個急診室都是聲音了他還是聽不明白，這時候怎麼跟他解釋，讓他做決定？我終於知道小朱一直在談的東西是什麼了……」

二〇一七農曆年的陽光很美好，我看著窗外，宿舍外的大樹的枝葉因為陽光產生的影子隨風搖擺，常常想著，阿公是不是又坐在門口抽菸，繼續過他的人生了呢？

民醫小提醒

1 「預立醫療決定」包含以下內容：生命走到末期時是否要接受「心肺復甦術」或「維生醫療」、醫療委任代理人的選擇、以及其他相關醫療的選擇。

2 「預立醫療決定」有幾個步驟：思考、選擇、溝通、寫下、修改。其中，好的溝通可以讓自己和家人們，有討論彼此對於生命的看法以及價值觀的機會。我們必須明白，「每個人都有他自己的善終想法」。

3 如果我們不希望在生病時造成家人心理上的負擔，那必須趁早思考「預立醫療決定」，並和家人好好溝通。

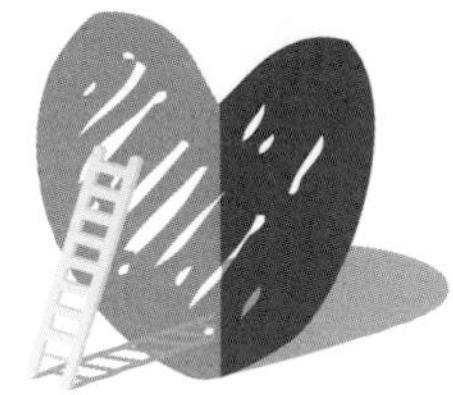

生命邁向終點之前　讓我們花時間說愛、說再見

——預立醫療決定：想、說、動

充分溝通，讓家人了解「善終」對我們的意義究竟是如何？

二〇一六年在 TED x Taipei 年會的舞台上，我花了六分鐘，說了一個關於自己與父親的故事。

我父親於一九三二年（民國二十一年）出生於安徽合肥，十七歲時隨著國軍撤退來台，直到五十歲時才生下我。我是家中獨生子，從小自然備受呵護長大。小時候，我的成長過程多半都是由媽媽負責，父親給我的印象非常嚴肅，沉默寡言，很少說話，直到我慢慢長大了，父親也慢慢老了，我們之間的交流才稍微增加一些。

我印象最深刻的一次相處，是在二〇〇〇年。那年我十八歲，經由軍校聯招考上國防醫學院。軍校跟一般大學很不一樣，入學前還要叫你先上台北一次；一般學校可能都是由學長姊在入學前舉辦生動豐富的說明會，但我那天卻是去套量未來要穿的迷彩服！如果是平常的日子，應該都是媽媽帶我去，只是當天剛好媽媽和阿姨去日本旅行，這個保母工作就只好落到爸爸手上。

父子之間

那一天，本來應該是一個很美好的假日，但因為迷路，我跟老爸大吵一架！他說：「應該走這兒吧！」我就說：「不是啦，這裡啦！」我們先到了北投政戰學校去套量衣服，後來又到國防醫學院，也就是在民權東路和成功路口的位置，去過的人都知道，國防醫學院很大，圍牆很長，我們父子倆一直找不到入口在哪裡！氣到我後來不管他了，一直自己往前走，繞了好大一圈才找到位置。連回程客運上都不想跟他說話。回到台中，我記得我們倆在家附近吃了一頓自助餐，一個人六十塊。

那天是二〇〇〇年八月八日，父親節。我爸爸那年六十八歲。

後來進入國防醫學院念書順利畢業拿到醫師執照，退伍之後進入台中榮民總醫院服務，那時也是我的第一志願。到了二〇一三年，我三十歲，那時候可以說是一帆風順。生活面，前一年剛新婚，度完蜜月，非常甜蜜；工作面，剛結束住院醫師訓練，考上家醫科和安寧緩和兩個專科醫師執照，又考上研究所，準備要進修，非常的充實。

那時真可說是意氣風發。

猛然驚覺

二〇一三年五月六日清晨，我接到一通媽媽打來的電話：「兒子，你爸早上在家運動的時候，他跌倒頭撞到地上，咚的一聲，然後就叫不醒了，怎麼辦！」

我說：「媽你趕緊叫救護車！」

以極速衝到台中榮總急診室。到了急診室，發現我爸被放在急救室中、最危急的病人才會安置的地方。急診室的主治醫師說，父親腦出血，很危急，但因為年紀很大了，神經外科的醫師還在評估要不要動手術。隨後，他轉向我媽媽，問她：「伯母，伯父的狀況可能有生命危險，但因為年紀大了，我必須要問你，如果病情不樂觀，你有跟伯父討論過要不要接受心肺復甦術，就是插管、電擊那些事情嗎？」

我媽搖頭，眼眶泛著淚水，轉過來問我：「你說呢？」

我當時心裡著急著：「這種事我也不知道啊！從來沒有討論過啊！」但說出口的話，是非常冷漠的：「媽，我不知道，你決定吧。」

說出口的當下，內心其實無比的後悔：「為什麼我們之前都沒有討論過這個議題呢？是因為爸一直以來身體都很好？還是我們都覺得這件事情不重要？還是……。」當時心中非常自責，覺得自己明明身為安寧緩和醫師，但卻沒辦法照顧好自己的家人。

後來，父親沒有接受手術，而是被送到加護病房觀察，經過保守治療，很幸運地，血塊慢慢消退，但卻留下一些神經學的後遺症，出現了中度失智的現象。說過的話很快就忘記了，雙腳也變得無力，沒辦法自行走路。為此，媽媽常常會帶爸爸去做復健，一週三次。

過了半年，父親較為康復之後，我還是惦記著那個在急診室的早上，手足無措的場景。我想說無論如何，一定不要讓那樣的痛苦再次出現。有一天，我鼓起勇氣問他：「爸，如果有一天你病了，你希望醫師幫你插管、電擊、壓胸嗎？」。

爸生病之後，平常不太說話，但是那一天他的回答讓我吃驚。

他說：「我活到八十幾歲了，這一生很足夠了。人如果老了，不能動的時候，其實就沒有用了，該走了！」

他拿起筆，手微微顫抖著，在安寧緩和意願書上慢慢簽下自己的名字。

愛的禮物

很多朋友聽了我在TED的分享，寫信或打電話告訴我，自己和家人是如何完成了預立醫療決定，而在過程之中，是如何地和家人重新找到了連結，並且聯繫的更緊密。

所謂「預立醫療決定」，其實就是在我們還健康的時候為未來可能會面對的關鍵醫療狀況預先做出抉擇。其實作法很簡單，我在演講中，將上篇文章中提到的五個步驟更精簡為三個步驟：想、說、動。

想：自己以後走到人生終點附近，身體不健康的時候，希望接受怎麼樣的醫療？例如插管、電擊等；或是希不希望長期接受維生醫療，例如呼吸器、鼻胃管等。

說：將自己的想法，和最親的家人們討論，了解他們的看法，更讓他們知道你覺得生命中那些事是重要的；同時，和你的家庭醫師討論，獲得相關醫療的重要知識與協助。

動：把以上的想法，寫下來，無論是簽署「安寧緩和意願書」或是健保卡註記，甚至是選擇醫療委任代理人，都是很好的方式。而且也別忘了，日後如果想法有變，隨時都可更改。

現在就可以做

TEDxTaipei「預立醫療決定為自己的生命做主」

https://goo.gl/Bqv5Hc

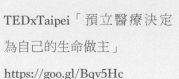

我看著父親拿筆的手，顫抖著簽下自己的名字的時候，明白了一些事情。有一天，我們終究要在這人世間分別，也不會因為這一張預立醫療決定就減少了那時的憂傷與思念。但是，因為他做好了選擇，所以到時候，我們會擁有更多時間互相說謝謝、說對不起、說愛、說再見，而非花時間在憂愁自己為父親所做的決定，到底是不是對的。

這一切，是爸爸送給我的禮物。

民醫小提醒

1 「預立醫療決定」，其實就是在我們還健康的時候，為未來可能面對的關鍵醫療狀況預先做出抉擇。作法很簡單，三個步驟：想、說、動。

2 想一想自己未來希望接受什麼樣的醫療，將這些想法和家人及醫療專業人員討論，最後把他們寫下來。因為這麼做，我們會擁有更多時間互相說謝謝、說對不起、說愛、說再見。

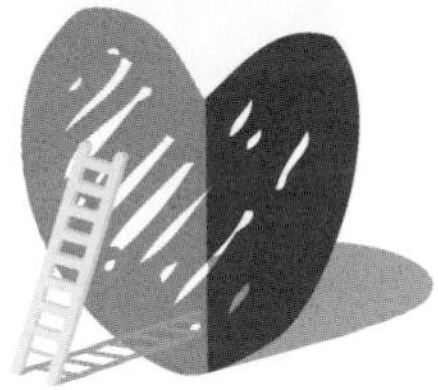

敞開心胸談生死，彼此更靠近

——三種方式 和長輩開口談死亡

在心裡深處，我們害怕離別，不想聽、也不想說，但，不說，就不需面對嗎？

昨天利用時間和老婆去看了近期最期待的一部電影，日本導演是枝裕和的《比海還深》（海よりもまだ深く）。

故事描述一名年屆五十卻一事無成的中年男子，面臨父親的驟逝，工作不順心，希望與前妻復合卻總是遭白眼，又時不時擔心獨居老母親的多重人生困境。

由阿部寬飾演的男主角和樹木希林飾演的母親，在深夜裡兩人都睡不著，因而開始天南地北聊起往事。聊到過世的父親，母親突然堅定地說：「有一天，我也會死去。」兒子馬上頭別過去，嘴巴念著：「不要說這麼不吉利的話……。」母親繼續正色說：「每個人都會死亡……。」兒子沉默不語，之後母親開了幾個關於死亡的玩笑。這一幕，令我印象特別深刻。讓我想起我的好朋友正賢最近告訴我的一個場景。

溝通高手也無法從容面對的話題

正賢是國內知名封測廠的業務經理，年輕有為，被視為公司的明日之星。他特別為人所稱道的，就是溝通能力，無論是對老闆、對部屬，或是面對國外客戶，他總是非常有一套，可以隨時轉換說話的調性和內容，讓對方很容易了解要傳達的理念。因此，他也被封了一個「溝通高手」的外號。

儘管事業一帆風順，但家人的健康總是正賢最掛念的。他是家中獨生子，父母老後，家裡大大小小的事情都由他主導。雖然家中成員不多，卻總是充滿著歡樂。但是好景不常，正賢的父親，去年底因為末期大腸癌，過世了。

孝順的正賢，為了不讓媽媽感到孤單難過，把媽媽接到家裡一起住，還時常安排一些國內的小旅行，陪媽媽出去散心。今年過年，正賢想起這是爸爸走後全家人第一次過年。為了不讓媽媽特別感傷，除夕夜那天，他特別訂了一間知名餐廳的包廂，而且刻意把媽媽的姐姐一家人都請過來一起吃飯，十幾個人，好不熱鬧。

席間，正當大家高聲談笑之際，正賢媽媽突然眼神飄到遠方，淡淡地說了一句：「有一天我也會跟你爸一樣上天堂吧……。」瞬間，在場的十幾個人的聲音和動作都靜止了，沒有人說一句話。正賢也被突如其來的這句話嚇到，脫口而出：「媽！大過年的幹嘛說這麼不吉利的話！」他說完後，大夥同聲附和：「對啊，大過年的，媽來，吃菜吃菜！」很快的，在眾人的刻意談笑之下，整個空間的氣氛又轉為熱絡。但是正賢的心中，一直隱隱覺得不對勁。

當晚，正賢很後悔，不停跟太太說：「為什麼我會脫口說出那句話呢？會不會傷了媽媽？可是那一剎那，我真的不知道該說什麼……。」他的太太，也不知怎麼安慰正賢。

無論是日本，或是台灣，我們都是害怕談論死亡的民族。彷彿有一種神祕的力量，是不可以說出來的。所以我們小的時候，只要不小心說了：「我要死了。」長輩們總是說：「呸呸呸，亂說話，不吉利。」於是，長大之後，面對父母開始談論到死亡的話題，我們會有「不要說這麼不吉利的話……」的反應，也就不那麼令人驚訝了，不是嗎？

另外一部分，是我們心裡的最深處，隱隱約約害怕著離別這件事。想像摯愛的親人有一天要離開我們的場景，令人無法接受，也不想準備。所以，乾脆不聽、不想，不說。

但是不說，就不需面對嗎？

該怎麼說？

從之前「預立醫療決定」的文章發布以來，許多朋友都問我一個問題：「如何和長輩開口談論死亡？」面對這個問題，我都會先這麼回答：「很難，這真的很難。」因為我們不願談論死亡，長輩也不願談論死亡，所以很容易就讓彼此陷入一種緊張的情境。

如果由我們開口談死亡，是這麼困難，那有一天，長輩主動開口談論這個嚴肅的議題的時候，不是就應該好好抓住機會不要錯過嗎？

其實，溝通就像是棒球中，兩個人互相傳接球，你丟過來，我丟過去，溝通才會持續下去，也才能更加地了解彼此的心思。如果說了：「不要說這麼不吉利的話」那就好像把球藏起來，不再繼續丟下去了。

那麼應該怎麼說呢？你可以說以下三句話：

「你會很擔心這件事嗎？」

長輩說這句話，心理面可能存在著某種的擔心，比如說，擔心自己的身體，擔心孩子，擔心家人，擔心財務，擔心……，如果你可以先把他的情緒說出來，說不定他就會說出更多。

「最近常常想這件事嗎？」

用比較和緩的方式，間接探詢他為什麼會說出這句話，可能是最近身體不好，可能是近期家人朋友的逝去，也可能是看了一本書、一部電影之後有感而發……，知道他為什麼會問這個問題，也許會有更好的討論。但是要注意，不要直接說：「你為什麼這麼問？」很容易讓人有一種批判的感覺。

「真的很難面對耶，有時候談論這個議題，我會很不自在。」

如果真的不知道該說什麼，也無法同理長輩的心情，那就很直接地把自己尷尬的情緒說出來吧。讓長輩知道原來你也對這個議題很重視，但有時也會很不想談論到死亡的話題，其實也是同理心的一種展現。

我跟正賢提出了以上三個建議。有一天晚上，正賢和媽媽說：「媽，你上次提起了爸爸離開的話題，你是不是也很擔心自己的身體……。」後來，正賢跟我說，他的母親那天晚上話匣子大開，母子說了很多平常不會說的知心話。

各位朋友，下一次，如果你遇到長輩主動跟你談論死亡的話題，也許，在脫口而出：「不要說這麼不吉利的話……」這句話之前，我們可以再想一想。

民醫小提醒

1 無論是日本，或是台灣，我們都是害怕談論死亡的民族。彷彿有一種神祕的力量，是不可以說出來的。但是不說，有一天還是得要面對。

2 長輩主動開口談論這個嚴肅的議題的時候，必須好好抓住機會不要錯過。

3 「你會很擔心這件事嗎？」「最近常常想這件事嗎？」「真的很難面對耶，有時候談論這個議題，我會很不自在。」以上都是可以嘗試的說法，試著讓對話延伸，了解長輩對於生命真正的想法。

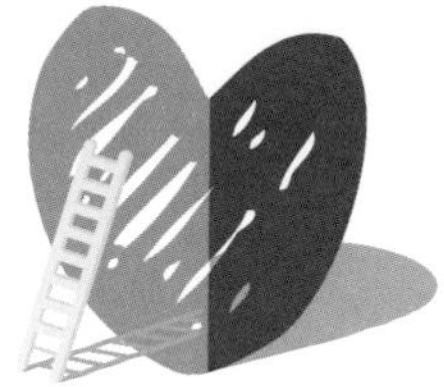

找出好時機，跟家人開啟預立醫囑的話題

——三個方法，切入生命末期議題

尋找機會、求助專業、凝聚共識，預立醫療決定讓家人關係更緊密。

小華是我多年好友，在竹科當工程師。一天，小華來聽了我一場演講，題目是有關於「預立醫療決定」（Advance Directive，簡稱ＡＤ），目的在於說服大家提早為自己和家人的將來的生病和死亡預做準備，並且提前凝聚共識，才不會到時候手忙腳亂。

小華聚精會神聽完整場演講，非常興奮，心想這真是太棒了！於是一回家，看到六十五歲的老爸正在看中華職棒開幕戰，就開始了以下對話：

小華：「爸，我今天去聽了我的好朋友朱醫師一場演講，關於預立醫療自主計畫的。」

小華爸：「喔。」（很專心看著電視）

小華：「他演講真的很棒。爸，你將來死之前，要不要幫你插管、電擊啊？那很痛苦耶！還是我有拿回來這一張『安寧緩和意願書』，你要不要先簽一簽……。」

小華爸突然雙眼瞪大，滿臉通紅，不等小華說完轉過頭來大罵：「猴死囝仔，拎杯還沒死就拿這張給我簽，你是要詛咒我喔！」

小華非常委屈，不敢再講，趕緊閃人。過一個禮拜看到我，馬上跟我抱怨：「都是你啦！害我被我爸罵個半死」。我笑了笑：「你只學了一半。」他說：「不然應該怎麼說？」

突破傳統忌諱的三種途徑

台灣即將進入超高齡化社會，安寧緩和醫療也漸漸為人所重視，AD的概念也愈來愈多人接受。所謂AD，就是我們在健康的時候，事先為將來可能的不健康做思考與準備。因為到那時，我們老了、病了，可能沒有辦法擁有現在的從容，可以好好地做決定。例如：當有一天食不下嚥，我想不想插鼻胃管？當有一天連插了鼻胃管、胃都還是無法吸收的時候，我想不想打點滴維持生命？

像這樣的問題很多，只是，東方社會仍對死亡充滿忌諱，特別是老人家幾乎不會主動提到這方面的事情。身為晚輩的我們，該如何開口？以下提出三點建議：

找機會

如果跟上面故事的小華一樣，恐怕只會挨一頓罵。所以我們必須在生活中找機會切入，好機會是什麼？像是陪著長輩去參加其他親戚的公祭，陪長輩去醫院探視生病的朋友，或是一起看了一場關於死亡的電影或電視節目時，你可以這樣開口：

「爸，我覺得張伯伯生病好辛苦，接受了╳╳的治療，你覺得呢？」

「爸，我覺得李奶奶走之前好辛苦，接受了╳╳的治療，你覺得呢？」

「爸，我覺得湯姆・克魯斯在電影裡最後插上呼吸器實在太慘了，要是我，我一定不要，你覺得呢？」

甚至，近來有許多名人都在臉書上發表自己對於生命末期預立醫療決定的想法，例如：沈富雄、傅達仁、瓊瑤女士等等。對於長輩來說，這些人的年紀與他們相近，過去的生活上也比較能夠連結。如果以這些新聞當作一個討論的起點，也是很好的選擇之一。

如果長輩有所回應，再接下去慢慢講到重要的部分，這時可以大概得知長輩的想法。

求專業

如果長輩有一些正面的回應，接下來要進入細節的部分。事實上，AD很多部分，如果不是醫療專業，其實不太能夠完全理解每項治療所帶來的好處和壞處是什麼，例如鼻胃管、氣管內管、呼吸器等等。所以，這時求助專業是最好的方式。家中常常看的家庭醫師，就是一個最好的幫手，因為他比較了解全家人大致的健康狀況與關係，可以給予最大的協助。

這時，帶著AD的相關資料和長輩一起去找家庭醫師時，你可以這樣說：「朱醫師您好，最近和家人討論AD的部分，想請問╳╳醫療有那些好處和壞處？」

「那如果接受了╳╳╳醫療之後，照顧上會有那些不同的地方？」「有沒有一些之前接受過╳╳╳醫療的例子，他們現在的生活過得如何呢？」

收集資料完全之後，再回去和家人們繼續溝通，這個時候會更有討論的基礎與方向。

尋共識

AD不是簽了就算了，最好要取得家人的共識，例如夫妻、父母、小孩、兄弟姊妹，讓愈多人知道你（或家人）的AD選擇，它的分量就愈重。將來有一天也比較不會出現家人爭執的情形。最後，AD應該每年要把它拿出來看一次，想想哪邊是不是要修改？現在的想法是不是和以前不一樣了？是不是應該和家人再確認一下？畢竟，隨著年歲增長，智慧增加，我們對生命的看法也會不同。

臨床上看過很多例子，老人家其實自己做好了AD，但卻沒有好好跟兒女說清楚，以至於等到真正關鍵的時刻來臨的時候，兒女慌了手腳，本來父母不想要的插管、急救、電擊等等醫療，突然間又把它們都加諸於老人家的身體上……，辛苦了一陣，才發現已經回天乏術；這個時候，兒女反而更自責！

其實，ＡＤ**的重點在於為對方著想的心意以及溝通**，但**錯誤討論**ＡＤ**的方式**可能就會像小華一般，**反而得不償失！**相反的，若一開始就溝通得宜，尋找機會、求助專業、凝聚共識，相信家人的關係會因為這樣更緊密！

民醫小提醒

1. 身為晚輩的我們如何主動和長輩討論預立醫療決定？重點在於為對方著想的心意以及溝通。
2. 三個方法：找機會、求專業、尋共識。在生活中找機會切入生命末期議題、求助醫療專業以期能完全理解每項治療所帶來的好處和壞處、讓愈多家人了解你的預立醫療決定，尋求支持，凝聚愛的共識。

第四章

面對人生的期末考

花開花謝，死亡是生命裡不可避免的一部分，並不是全部。但是，就是因為我們可以平安看待生命的完結，才更可以在生命的過程中找到意義。我們追求的不只是善終，我們追求的是生命的圓滿。

Chapter. 4

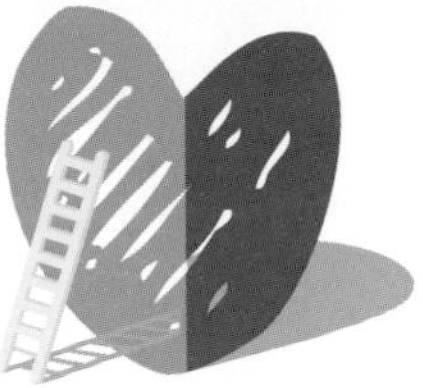

病榻上的無力感

——重大決定，怎麼做？

家人坐下來好好談一談，有助於得到共識與解決方案。

小錢是我從小一起長大的好鄰居，現在是國內知名科技大廠的工程師。小學的時候我就和小錢同班，因為我是獨生子，家中沒有玩伴，每次星期三下午學校不用上課的時候，我都會撥電話到小錢他們家：「喂，錢媽媽嗎？我是為民，請問小錢在嗎？」錢媽媽總是很客氣說：「在啊，你等一下。」「喂？」「小錢喔，我可以去你家打電動嗎？」

就這樣，許多少年時期的星期三下午，都是在小錢家快樂地度過的。

因為太常去了，跟錢伯伯、錢媽媽，甚至錢爺爺、錢奶奶都變得像一家人一樣，偶爾，電動打過頭了，還會被錢媽媽留下來吃飯。錢爺爺和錢奶奶在小時候的我眼中都是非常慈祥的長者，錢爺爺有時候會帶我到他們家的院子，細數他的園藝作品，有黃金葛、茉莉花、蘭花……。印象中，爺爺粗粗的大手會很輕柔地拍拍植物們，好像那是他的孩子一樣。

那個時候跟錢爺爺交談，總覺得他講話有些怪怪的，常常會一直重複說過的話，但也沒有多想什麼。

後來才知道，原來錢爺爺得了失智症。

多年之後

出社會之後，其實就少跟小錢連絡了，只是偶爾會在臉書看到他的近況。有一天，突然接到小錢的訊息：「嗨，為民，有事請教你，方便嗎？」許久不見的好朋友，我當然趕緊回他，跟他約了個時間，在台中美術館附近一家咖啡館見面。

「我是想請教你，關於爺爺的事。」閒聊幾句之後，小錢切入正題。

「怎麼了？聽說爺爺現在住在護理之家，是嗎？」我心裡想，爺爺現在應該八十幾歲了。

小錢點點頭：「奶奶過世之後，爺爺五年前也因為失智症末期，漸漸無法說話和行動，所以住到護理之家去。」

我點點頭。

「三年前的某一次，爺爺因為肺炎高燒不退，很喘很喘，神智不清，被緊急送到急診室去。急診室的醫師問爸爸和伯伯要不要插管，爸爸很猶豫，但是大伯和二伯都堅持要救爺爺，所以就插管了。」小錢的表情看起來很平靜。

他繼續說：「在加護病房住了一個月，醫師建議我們，幫爺爺做氣切。爸爸說不要，但是大伯和二伯還是答應了……。現在，爺爺九十歲了，還是每天都靠著呼吸器呼吸，他都沒辦法說話，也認不得我們了。我看到爸爸常常很難過，不知道怎麼辦才好，想說你是這方面的專家，希望問問你的意見。」

因為小錢是好朋友，所以我選擇比較直接的方式：「錢伯伯有考慮讓爺爺撤除呼吸器嗎？」

「有啊。但……，大伯和二伯好像有意見，而且大伯住台北，二伯住台南，三個人其實不常見面。」

我知道錢伯伯家是三兄弟，錢伯伯是最小的那一個，當然在角色上會比較難做。於是我提議：「如果可以的話，帶我去看看爺爺好嗎？」

病榻之上

護理之家在這棟建築物的二樓，是以前舊的醫院改建的。走出電梯，一股淡淡的尿騷味撲鼻而來。每一個房間裡，都躺著三、四位老人家，多半都是長期臥床，進食靠著鼻胃管，大小便靠著尿管以及尿布。像錢爺爺一樣有氣切、必須使用呼吸器呼吸的，也不在少數。

錢爺爺躺在床上，眼睛半開半閉，床邊一台小型呼吸器，將規律的含氧空氣一波一波的，經由彎管連結到錢爺爺的氣切管，再送到他的肺部。錢爺爺的胸口，也就隨著呼吸器的節奏，一波一波的起伏著，彷彿是海邊的浪潮，潮起潮落。

我伸手握住了爺爺的有點浮腫的手，錢爺爺沒有太多反應。叫他的時候，他的眼睛偶而會微微張開，隨即又閉上。小錢跟我說，爺爺剛住進來的時候還有反應，那時眼睛睜得很大，還會點頭，後來慢慢地就不理人了。

床旁邊擺著一張小折疊床，是爺爺的外籍看護阿雅睡覺的地方。阿雅是印尼來的，家裡有兩個讀小學的孩子。每天，阿雅就在這個只有約兩坪大小的空間裡生活，幫爺爺拍背、翻身、灌食、換尿布、洗澡。

沒多久，錢伯伯聽說我要來，也過來了。我們談到錢伯伯想要讓爺爺移除呼吸器的想法，他說：「唉，看到爸這樣，我也很心痛。只是大哥和二哥始終不願意，避而不談這個話題。而且，三兄弟幾年前就曾經為了要不要做氣切的問題，不太愉快。唉，為民，你說該怎麼辦才好？」

「伯伯，你知道為什麼哥哥們的意見跟你不同嗎？有問過他們是怎麼想的嗎？」我問。

「其實……，我不知道。」

這時我心中只有一個想法：「有沒有機會把家中的成員聚集起來，開一個家庭會議呢？」

錢伯伯表情充滿疑惑：「家庭會議，怎麼開？」

家庭會議

家庭會議，說穿了就是「找大家坐下來好好談一談」，是專業醫護人員在協助病人和家屬做重大決定時，常常使用的方法。因為台灣社會重視家人，家人的心思往往會被放大檢視，有時候甚至會有很多不必要的猜疑與假設。因此，找所有的家庭成員一起坐下來，針對疾病這件事每個人的想法，做清楚的溝通，常常可以從中得到共識與解決方案。特別對於大家庭，或是意見紛歧的家庭，家庭會議的角色更顯重要。

家庭會議對病人和家人有很多好處：提供抒發感受與情緒的機會、達成對診斷、癒後與醫療決策、照顧的共識、建立信任基礎，使得未來的溝通管道更暢通、

甚至是可以協助彼此修補受傷的關係等等。而對於醫護專業照護團隊來說，家庭會議也可以評估家庭系統、觀察家庭動態、辨識出誰是家庭的關鍵人物（Key man）或決策者，有助於團隊未來與家屬們的溝通。

但家庭會議並不是幾個家人約一約出來吃個飯聊聊天就完成了，主持人（Host）的角色非常重要，必須要是一個客觀中立的角色，才有助於會議中溝通的順暢與流動，並且在出現爭執的時候，適時將會議的節奏拉回。通常，這個主持人的角色會由了解病人病情並具備充分同理心的醫師或護理師來擔任。

有時候也並非只靠一次的家庭會議就可以達成所有的共識，可能需要一次又一次的溝通，每一個家人才會將自己心中真正的話說出來。

離開護理之家的時候，我在門口和小錢和錢伯伯道別。錢伯伯跟我說：「謝謝你，我會去跟爸的醫師討論一下，看看有沒有辦法找到大哥和二哥，一起來開一個家庭會議。謝謝你。」

走往停車場的路上，看到路邊商家種的黃金葛，我想起了錢爺爺粗粗的大手。

民醫小提醒

1 面對家人生病時的醫療和照顧，每個人有不同的想法是很正常的，在壓力下會產生情緒也是很合理的。
2 家庭會議就是「找大家坐下來好好談一談」，是醫護人員協助病人和家屬做重大決定時常常使用的好方法。
3 家庭會議有很多好處：提供抒發感受與情緒的機會、達成對診斷、癒後與醫療決策、照顧的共識、建立信任基礎，使得未來的溝通管道更暢通、甚至可以提供契機修補過去的關係。

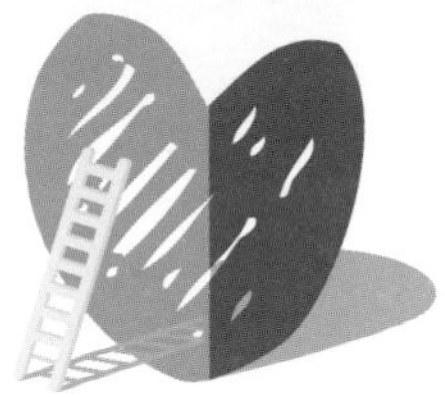

在家善終，很難嗎？

——出院回家前，你需要考慮的三件事情

出院回家休養的張爺爺，在家裡非常舒適，臉上終於露出滿意的神情。

「醫師，我要回家。」攝護腺癌末期，八十二歲的張爺爺，躺在病床上跟我說。他說話的口氣，彷彿我是他很久的朋友，可以幫他完成心願。事實上，我只是個安寧會診醫師，今天第一次看到他。張爺爺的主治醫師昨天跟病人說可以準備出院了，因而爺爺非常興奮。

「唉呦，爸，說過多少次了，你這樣子要怎麼回家啦！」女兒聽到他這麼說，趕緊把我拉到一旁，繼續說：「醫生，你也幫忙勸勸他。他現在這麼虛弱，根本不能回家啊！萬一發生什麼事，像這次住院之前一樣，突然喘起來，家裡又沒有專業的人可以協助，怎麼辦！」旁邊的女婿也附和：「對啦，待在醫院比較好啦，家裡也沒有什麼氧氣、抽痰機、蒸氣化痰的設備……。」

張爺爺聽到女兒這樣說，和悅的臉色忽然一變，很生氣地說：「我要回家！把我關在這個地方什麼意思！生病很痛苦了，還要被關在這裡！不然讓我去死好了！我就算死，也要死在家裡！」

房間一片寂靜，靜到連氧氣導管通氣的呼呼聲都聽得到。

張小姐不說話，低下頭去，嗚嗚地哭了起來。

大家沉默了一陣子，我才慢慢地說：「我了解大家對於出院有很多疑慮，可是如果出院是父親的心願，那我們不妨先把出院準備有困難的地方一一列出來，看看有沒有辦法解決？」女兒抬起頭，為難的說：「真的可以回家嗎？我們一點經驗都沒有……要準備什麼？」

家，無可取代的地方

家，對於每個人都是無可取代的，對於東方社會來說，更是生活與情感匯聚的中心。根據統計，如果問台灣的長者，他們臨終前最想待的地方是哪裡？超過八成會選擇家中。可是，統計資料也顯示，只有不到兩成的老年人，可以完成這樣的心願。為什麼？在家善終究竟有那些困難？

台灣過於方便的醫療資源，其實是許多病人和家屬於生命末期時不願選擇在家善終的原因之一。三步一診所，五步一醫院，真的太方便了，再加上健保使得醫療成本大幅的下降，以至於生命末期身體有突發狀況的時候，病人家屬往往選擇比較輕鬆的路，那就是送病人到醫院去照顧，這其實也非常可以理解。

但是，醫院跟家裡比起來，真的比較好嗎？醫院其實也有它的缺點：

出入人員較多，院內感染機會增加

醫院其實是充滿病菌的一個地方，就算勤洗手可以降低感染率，但是總不像家中的環境清潔一般可以完全的掌握。是以，只要待在醫院，就有院內感染的風險，這對於已近生命末期的病人或是老年人來說，也許一次感染就是生命中不可承受之重。

需專人照護，對於家屬時間調配不便

住院中的病人多半需要專人照護，如果請看護，會需要支出一筆可觀的費用，而如果是家人自己照顧，則必須輪班或是排班休息。特別是現今很多家庭都是雙薪階級，其實一邊工作一邊又要照顧家人，非常辛苦。

環境吵雜，沒有空間進行高品質的溝通與討論

我認為這是醫院比較不利的一點。除非是住單人房，否則很難有獨立的空間和摯愛的家人做很好的溝通和討論，往往會受到很多干擾。而臨終的「四道人生」：道謝、道歉、道愛與道別，在這樣的環境裡想要完成，往往難度變得相當高。

縱使醫院在照顧病人上有優點也有缺點，但是要想在家裡好好照顧患者，很多家屬還是會擔心，不知道要怎麼準備，或者不知道面對突發狀況時該怎麼辦。

回家之前，先想一想

在家善終或做長期的照護，需要有哪些準備？以下給大家三點建議：

想人力

照顧病人，人力永遠是最先需要考量的問題。尤其現在台灣老化加速，每個成年人需要扶養的老年人平均數不斷上升，當年輕人都要外出工作，家裡的老年人誰來照顧？也因此外籍看護依然是目前最多人的選擇，只是隨著東南亞國家逐漸限縮外籍看護工來台人數，我們也必須提升其他資源的使用度，如長照照服員居家照護，以及社區日間照護中心等。目前，各大醫院多半設置有出院準備服務小組，可以給予相關的資源協助。

看環境

居住環境是決定末期病人適不適合回家的另一個重要因素。回家前想一想家中環境，住大樓還是透天厝？病人房間在幾樓？有沒有電梯？房間內有沒有廁所？房間走到廁所要多遠？洗澡方便嗎？家中是否有很多雜物，或是地上有許多纏繞的電線，容易讓老人家跌倒？有無障礙設施嗎？輪椅是否可進出社區？一些看似微不足道的小事，都可能成為日後阻礙家中照護的關鍵。

尋設備

成功在家照顧末期病人，好的設備是最佳的幫手。最重要的設備例如：電動床，可以使病人的擺位與移位更加輕鬆舒適；蒸氣機適合肺部功能不佳的老年人，可以使痰液較為稀釋，易於咳出；抽痰機能幫助無法將痰液咳出的病人，抽出口腔與咽部的痰液，如此較為舒適；氧氣製造機的問世，更提供那些需要氧氣的病人一盞明燈，不須為了氧氣供應問題一直跑到急診室。更重要的是，現在醫療器材行多有提供租借設備的服務，多半不需要花錢購買，資源也可以重複利用。

後來，經過與安寧居家團隊的討論與訪視，張爺爺順利出院回家了。再一次看到他，在家中過得非常舒適，臉上露出滿意的神情。俗話說：「家，是永遠的避風港。」這也是我們努力的方向。

民醫小提醒

1 家，對於每個人都是無可取代的，在東方社會來說更是生活與情感匯聚的中心。但在照顧末期病人的時候，多數人會選擇醫院作為照護的主要場所。卻可能與病人的心願背道而馳。

2 醫院與家中相比，多了專業的照護人員，但也有缺點，例如：出入人員較多，院內感染機會增加；家屬時間調配不便；以及無法有較安靜的環境來做深度的溝通。

3 如果想在家善終或做長期的照護，需要有哪些準備？思考家中照護的人力配置、評估家裡的環境，以及找到適合病人使用的居家醫療設備，是可以優先考量的三件事情。

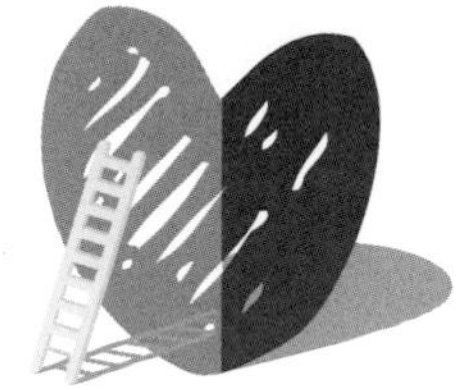

我想留一口氣回家

——最後的旅程是在醫院還是在家

如果有一天真的不行了，你會想待在醫院，還是回到家中度過最後的時光？家，永遠是我們的避風港。但是對末期病人和家屬而言，臨終時要不要回家，往往陷入面對生死的天人交戰。

人生最難以承受的打擊

走進譚先生的病房，第一眼注意到的，不是病人，而是一旁兩個可愛的小朋友，瞪著大大的眼睛，看著這個穿著白袍的陌生人。

「您好，我是朱醫師，是安寧緩和的醫師。」我跟譚先生、譚太太自我介紹。

四十二歲的譚先生是嘉義鄉間一間木材公司的小老闆，和太太經營著父親辛苦打拚留給他們的事業。兩個孩子，哥哥九歲，弟弟六歲，似乎繼承了父親南部孩子陽光的氣息，活潑可愛。二〇一六年初，正當事業慢慢步上軌道的時候，譚先生因為久咳，到醫院去掛了胸腔科門診。他還記得，醫師跟他說是「癌症」的當下，那種強烈暈眩的感覺。那天是個大晴天，走出醫院的時候，陽光刺得他張不開哭紅的雙眼。

他和譚太太傷心了好一陣子，決定為了小孩努力下去。經過了開刀後傷口的痛楚，以及化療令人難以忍受的嘔吐之後，原以為會得到好消息，沒想到迎接他的，卻是：「譚先生，很抱歉，癌症復發了。」那一個晚上，他走到蘭潭旁的長椅上坐下，望著看不到任何一顆星星的天空，心中沒有任何想法，就是望著。而他太太，一個人在床上抱著枕頭流淚。

又過了一輪化療，頭髮掉光了，他的身體愈來愈瘦弱，能夠走路的時間愈來愈少。過了幾個月，他發現自己開始頭暈、頭痛，甚至早上說過的話，晚上就忘了。回診時，醫師搖搖頭跟他說：「很抱歉，是腦部轉移。」他回頭看了看太太，說：「走吧。」一頭也不回的開車回家，緊緊抱住兩個孩子。

我看到譚先生是在他被發現腦部轉移的兩個月後，轉移的範圍已經很大了，所以譚先生的意識迷迷糊糊的，大部分時間在昏睡。因為肺癌本身會讓肺部的功能越來越弱，呼吸的力量越來越小，所以他非常的喘，必須要藉著極高劑量的嗎啡，才能較為緩解。

「醫師，我想讓他到安寧病房。」譚太太跟我說話，目光卻盯著在病房門口玩要的兩個小孩。

從安寧病房到留一口氣回家的轉折

轉到安寧病房之後，譚先生的病情每況愈下，昏迷幾乎占了一天大多數的時間，呼吸速率愈來愈快。我們醫護團隊每天花非常多心力照顧他與他的家人。非常多親朋好友來看他，除了譚太太和孩子之外，還有譚先生的雙親、他的兩個姐姐等等。我們也盡可能讓大家了解現在的狀況和治療方式。

所有住進安寧病房的病人與家屬，都一定會被問到以下這個問題：

「如果有一天身體狀況真的不行了，你會想要待在醫院，還是回到家中度過最後的時間？」

這個問題，我們也問了譚太太，她很堅定地說：「在家裡的環境和人力沒辦法照顧，就待在醫院。」

直到有一天，譚先生的血壓開始下降了。我們趕緊連絡所有的家人，跟大家說，應該是時間快到了，希望他們有多一些的時間可以陪伴彼此，此時此刻家人們都流下了眼淚。

這時，譚先生的二姊，一邊哭，突然丟出了一個讓我們震撼的問題：

「醫師，我弟弟最後的心願就是回家……。可不可以讓他在最後的時刻，完成他的心願？」

我當場有些錯愕，最後的心願？那之前怎麼都沒有說呢？身為醫生依然要保持冷靜，我詢問大家的意見：「大家真的都覺得，回到家是譚先生最後的心願嗎？」

他的大姊和二姊們都非常支持要讓弟弟回家，譚先生白髮蒼蒼的父母也附和：「對啦，回家比較舒服啦，我們也想要完成他的願望。」我有點為難，轉身問譚太太說：「妳自己覺得呢？」

在公公婆婆和一大家子面前，譚太太的聲音突然變得很小，只說了：「回家……，也好。」幾個字，就沉默了。

於是，我跟護理師夥伴們開始一大串的問題確認：「家裡有沒有合適的床讓譚先生躺？因為呼吸困難，有沒有氧氣筒或製氧機？嗎啡的針劑會使用嗎？如果遇到一些狀況，例如疼痛、呼吸喘等等會不會處理？照顧的人力足夠嗎？醫院病房的電話是XXX-XXXX，如果有什麼問題記得打電話回來。」經過了一番努力，終於幫他們借到了相關的設備，也確認了藥物的使用方式和一些緊急狀況的處理方法，甚至是往生之後的處理流程。在一陣忙碌之後，譚先生跟著他的家人回家了。離開的時候，六歲的小兒子，一邊往門外走，一邊回頭跟我揮揮小手。

那天是星期五，原以為，跟譚先生的緣分就這麼結束了，沒想到，還有後續。

當天晚上，一直到星期六和星期天，病房的護理師幾乎是每隔一個小時就會接到譚太太的來電：

「喂？怎麼辦，我先生一直發燒！」

「喂？安寧病房嗎？我先生呼吸很困難，怎麼辦！」

「喂？他一直手腳揮舞，想要下床，很危險，怎麼處理！」

電話筒那頭的譚太太聽得出非常著急，焦慮不安，手足無措，而我們的護理同仁則必須冷靜地告知處理的方法，同時想辦法安撫她的情緒。但，電話仍然不斷打過來，似乎只要是一點細微的變化，在譚太太眼裡都是千斤的重擔壓過來。另外，譚先生的生命依然盤旋著，並未如大家所預期的，很快飛到遠方。

我聽著護理師的轉述，輕輕嘆一口氣。

回家的抉擇

因為習俗的關係，許多人將臨終時回到家中視為一件大事，因此只要是入住安寧病房的病人與家屬，甚至是所有的末期病人，都應該思考這個問題：「如果有一天身體狀況真的不行了，你會想要待在醫院，還是回到家中度過最後的時間？」並且及早告知醫護人員。

之前的文章有提過，**居家安寧並不困難，只要考慮好以下三件事情：照顧人力、家中環境、設備藥物。但這些通常不是一蹴可幾的，是必須要花心思去準備的。**

故事中提到的譚先生，家人在最後一刻改變心意，帶他回家；在那個臨終之際，相對來說，也是家人最難照顧的時候。如果沒有充分的準備，自然也會使得照顧者手忙腳亂，不知如何處理，反而更加重照顧者的不安，甚至是罪惡感。相反的，如果譚先生之前已經在家中待了一些時日，家人都熟悉照顧的技巧和面對危機的方法，也許就不會如此緊張了。

終於，還是承受不住壓力，譚先生在星期一早上又被家人送回安寧病房。我看到譚太太一臉倦容，應該是兩天沒睡了。她看到我，跟我點點頭。眼中除了疲憊之外，更多的是不捨。

一天之後，譚先生往生了。譚太太和家人們送譚先生的遺體離開的時候，她六歲的小兒子，一邊擦眼淚，一邊回頭跟我揮揮小手。

民醫小提醒

1 入住安寧病房的病人與家屬，甚至是所有的末期病人，都應該思考這個問題：「如果有一天身體狀況真的不行了，你會想要待在醫院，還是回到家中度過最後的時間？」

2 居家安寧並不困難，只要考慮好以下三件事情：**照顧人力**、**家中環境**、**設備藥物**。但這些是必須花心思去準備的。如果最後倉促回家，有時候反而會增加照顧的壓力。

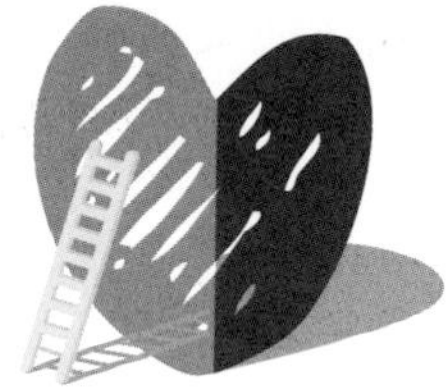

無尾熊派翠克最後教我們的事

——臨終病人即將離開的徵兆

這幾天，李阿公的好多家人都來了，握住他的手說話，說謝謝、說對不起、說我愛你、說再見……。

二〇一六年國慶日，除了歡慶國家的生日以外，有一則稍微悲傷的新聞：無尾熊爺爺「派翠克」因高齡導致多重器官衰竭而離世了。

其實，動物死亡的新聞並不罕見，如之前台北動物園的的長頸鹿「宵久」、天馬牧場的河馬「阿河」，甚至老一輩印象深刻的大象「林旺」等，牠們離開的時候都曾觸動我們的某一根神經，很多人同感悲傷。這也顯現出人類與動物的關係是多麼的親近。

無尾熊與人類

聽到「派翠克」死亡的新聞，我正在開車，邊聽，眼睛和嘴巴張得愈大，充滿了驚奇的感覺：我第一次聽到，新聞對動物瀕死的症狀描繪得如此詳細！回家後立刻找到網路新聞，是這樣寫的：

「十月八日，保育員發現『派翠克』在棲架上同一位置休息少有移動，排便量也下降許多……」

「十月九日『派翠克』秤量體重為七公斤，較上週下降了三百公克，精神不佳，秤完體重後要上樹時有點無力……」

「十月十日上午保育員餵食『派翠克』代奶，剛開始牠仍會進食，但漸漸地喝代奶的意願降低，手飼樹葉也吃得很少……」

「同日下午一點十分，『派翠克』的呼吸次數一度上升到每分鐘一百二十至一百三十下（休息狀態約每分鐘十至十五次）……」

「傍晚五點三十三分左右，『派翠克』突然開始發抖、抽搐、四肢緊握，五點四十二分停止呼吸，於五點五十九分心臟停止跳動，離開了大家……」

看著這樣鮮明的敘述，我不禁想著，臨終病患離開之前，不也是這些相同的症狀嗎？「派翠克」是不是用生命教我們一些東西？

揮之不去的疑問

場景回到安寧病房，八十三歲的李阿公，肺癌末期，醫護人員和家屬都知道，他即將要離開了。

但是，儘管家屬都有親人即將離世的認知，但一個始終揮之不去的疑問仍然在他們心中打轉，沒日沒夜的翻攪他們的胃與神經：「時間要到了嗎？會是什麼時候？會是今天嗎？」有一天查完房，阿公的太太，阿嬤從病房追出來找我，很小聲地問說：「醫生……你看……還有多久？」

最親的親人勇敢地把深藏許久的問題提出來，遺憾的是，沒有人知道答案。

預估存活期是每個接觸臨終患者的醫師一定都會被問到的問題，就好像把賭注下到賭盤裡面一樣，沒人有確實的把握。有時候我們依照所學的專業和過去的經驗，說：「可能、大約兩個禮拜吧。」，但後來卻發現病人活了兩個月，這種事常常發生。

每個人的生理狀態與疾病都不一樣，也許只有老天爺知道是什麼時辰。

於是，我跟阿嬤說：「阿嬤，我也不知道，但是目前看來，大概是幾天到幾週之間吧。」

阿嬤只好悻悻然地說：「是喔……」

如何辨識臨終症狀

不過，也並不是完全沒有方法教導家屬辨識「臨終症狀」，可以讓他們對自己親人的狀態有所掌握，了解到剩下的時間已經不多，進而更珍惜寶貴的相處時光。

正如同派翠克教我們的一樣。

「十月八日，保育員發現『派翠克』在棲架上同一位置休息少有移動，排便量也下降許多……」

排便量與尿量的減少，往往是瀕死症狀中非常重要的一部分。臨終病人因進食減少，本身便量可能就不多。人體一天排出尿量至少需要五百毫升以上，而臨終病人瀕死前一至兩天的尿量往往小於這個數字。

「十月九日『派翠克』秤量體重為七公斤，較上週下降了三百公克，精神不佳，秤完體重後要上樹時有點無力……」

精神不佳，甚至意識狀態出現變化，也是臨終症狀非常重要的一部分。例如，每天睡眠的時間相較於清醒時間的比例愈來愈高；或者，即使是清醒狀態，也變得分不清楚人事時地物等等；或者，陷入完全昏迷，那自然更是一個明顯的徵象了。

「十月十日上午保育員餵食『派翠克』代奶，剛開始牠仍會進食，但漸漸地喝代奶的意願降低，手飼樹葉也吃得很少……」

食慾下降與進食量減低，往往也是一個可以觀察的地方。但這個現象，在人類多半會比較早期就出現。

「同日下午一點十分，『派翠克』的呼吸次數一度上升到每分鐘一百二十至一百三十下（休息狀態約每分鐘十至十五次）……」

許多病人與家屬最害怕的，往往是臨終前的痛苦，如身體疼痛、呼吸困難，都是非常常見的症狀。幸好目前有很多藥物與非藥物的治療方式，可以針對這些惱人的症狀做處理，因此多半可以得到控制。

「傍晚五點三十三分左右，『派翠克』突然開始發抖、抽搐、四肢緊握，五點四十二分停止呼吸，於五點五十九分心臟停止跳動，離開了大家……」

因為電解質不平衡，所以可能有抽搐的情形，或是也可能因為腦中神經傳導物質不平衡，會產生「臨終躁動」的現象，患者可能會很不安，扯管子，試圖下床。這時候也需要使用一些安撫甚至藥物的方式來處理，維持病人的安全。

陪他走完最後一哩路

李阿公的意識漸漸不清楚了，每天昏睡的時間愈來愈長，也出現了食慾下降、尿量減少的症狀。他的呼吸愈來愈喘，所以我們使用了嗎啡幫助他呼吸順暢一些。阿公清醒的時候，阿嬤會握住他的手，跟他說話，告訴他旁邊有很多他的小孩、孫子。

我查房的時候，阿嬤看著我，問我說：「是不是快到了？」

我點點頭，說：「這幾天，多陪陪阿公吧。」阿嬤也點點頭。

因為阿嬤一家人對臨終症狀有很好的認識，所以他們對即將來臨之事有所準備。未來幾天，我們看到李阿公的好多家人，都握住他的手，跟他說話，跟他說謝謝、說對不起、說我愛你、說再見……。

民醫小提醒

1 預估存活期是每個接觸臨終患者的醫師一定會被問到的問題，就好像把賭注下到賭盤裡一樣，沒人有確實的把握。永遠沒有辦法預測正確答案。

2 學習如何辨識「臨終症狀」，例如：評估尿量、精神狀態、食慾、疼痛等等，可以對親人的狀態有更好的掌握，並能了解到剩下的時間已經不多了，進而更珍惜寶貴的相處時光。

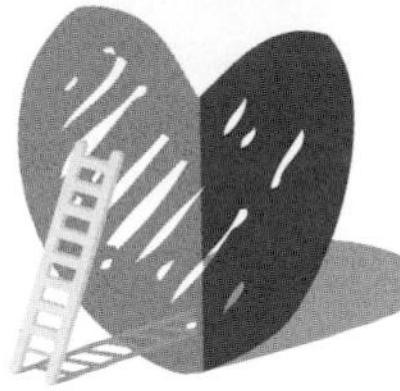

電話響起，才發現是病重的父親打來……

——什麼是理想的善終？

拔管之後，陳爺爺的生命徵象持續穩定，呼吸狀況不差，終於在這天……

「喂？」下午時分，小莉正在學校改學生的小考考卷，手機響起，是一個陌生的電話，遲疑了一下，還是接起電話。

對方沒有說話，小莉又「喂？」了一聲。

正準備掛掉電話，話筒突然傳來一個非常微弱，沙啞到幾乎聽不出來的聲音：「喂……哪位啊？」

「這誰啊？聲音有點熟悉。」小莉想著，突然間胸口像被重重的打了一下，兩行眼淚流了下來。

突然來襲的重症

四十歲的小莉的是家中唯一的女兒，上頭還有兩個哥哥，下面還有小弟。因為只有他這麼一個女兒，從小自然備受爸媽疼愛。最近半年來，她的心頭一直被一片烏雲壟罩著，開心不起來。因為小莉七十歲的父親——陳爺爺，無預警的生了重病。

陳爺爺平時除了愛抽菸，有高血壓之外沒什麼大問題，誰知道去年冬天一波流感來得又快又急。起初只是咳嗽，漸漸地開始發燒，之後愈燒愈厲害，吃藥都退不下來。後來呼吸愈來愈急促，送到急診室，陳爺爺竟然喘到快要昏迷了。

急診室醫師跟四個焦急的子女說：「這是流感重症，很嚴重，肺都白掉了，已經給他克流感藥物治療，但是如果不插管可能撐不過去，你們要讓他插管嗎？」

兒女們遲疑了一下，畢竟之前在家裡完全不會跟父親討論到這方面的事情，但是他們沒有太多的猶豫：「醫師，拜託你救救我爸，任何方式！」

於是陳爺爺接受了插管與呼吸器，送到加護病房。

一個星期、兩個星期、三個星期過去了，陳爺爺的性命保住了，但是他們卻等不到好轉的跡象。

有一天，加護病房的醫師又把兒女四人找來，跟他們說：「因為陳爺爺肺部的狀況一直都沒有好轉，短時間無法脫離呼吸器，一般這樣的狀況下我們會建議氣切，讓他比較舒適，併發症也比較少⋯⋯。」

「氣切？」四人們面面相覷。「這樣是不是表示他一輩子都不會好了？」醫師回應並不是這樣，並且詳細跟他們說明氣切的優點與缺點。

插管那時候沒有遲疑，這個時候卻開始猶豫起來。三個兒子一致同意要氣切，但小莉卻沒辦法很果斷下決定，心裡面想：「這真的是爸爸要的嗎？這樣過生活不是很痛苦嗎？」但哥哥很堅持，她也就沒說什麼。

拔管，還是不拔？

隨後，陳爺爺被送到了呼吸照護病房，開始做肺部的長期復健。只是，每隔一段時間醫師幫他做拔管的測試，都沒辦法通過。因為躺久了，所以四肢的關節慢慢的攣縮，屁股上方也出現了褥瘡，而且傷口愈來愈大……。小莉是社區高中老師，每天下課後都會到病房來看父親，協助看護換藥。看著父親流血流膿的傷口，她總是邊換邊哭。

因為做了氣切，沒辦法說話，所以陳爺爺身體不舒服沒法表達，只好四肢不停亂揮，病房人員擔心陳爺爺傷到自己，只好把他雙手雙腳綁到床欄上。小莉一開始看到很生氣，和護理人員吵架過好幾次，後來也只好屈服了。

她總是很溫柔地撫摸著父親的額頭，問他：「爸，是不是很痛？」陳爺爺的頭稍稍動了一下，看不出是點頭還是搖頭，眼神空洞地看著她的女兒。

日子也就這樣過了半年。

春天過去，夏天也結束了，到了秋天，兒女們看到一些關於安寧療護的影片，跟媽媽討論之後，起心動念要讓父親脫離這種沒有生活品質的日子。

呼吸照護病房的醫師於是請我跟他們說明後續的做法，和我們可以提供的醫療協助，我跟小莉兄妹四人這樣說：「一般拔管之後，在二十四小時之內死亡是最常見的情形，所以選好一個大家都在的日子來做這件事情，才可以讓每個人跟陳爺爺好好的道別。」我才講完這句話，就看到小莉的眼淚不停掉下來。

「我不知道……，該怎麼做比較好……。醫師，可以讓我們回去想一想嗎？」

「沒關係，大家回去慢慢討論。」我說。

在事先沒有做過「預立醫療決定」的情形下，面對要幫家人拔管的情境，對任何人來說壓力都非常大。畢竟拔管後就是一條生命的逝去，如果沒有做好準備，可能會造成一輩子的心理創傷，因此絕對急不得。最好是家人們充分討論後，再做決定。

出乎意料的情況

又過了兩個禮拜，我從呼吸照護病房醫師那邊得知，他們決定在一週後幫陳爺爺拔管，正開始著手準備後續可能會面臨的狀況，小莉一個人跑到我的門診來找我。

「怎麼了？」我看得出她非常緊張。

「我不知道，這樣做是不是爸爸想要的……。」她開口就掉淚，「我每天去看他都問他這樣做好不好，但是他都不回應我，我也看不出他是點頭還是搖頭……。隔壁床的陸籍看護前天還跟我說：『你們真的要幫爺爺拔管啊！唉呦！他活得這麼好，你們這樣不殘忍嗎？』」說到這裡，小莉泣不成聲。

我靜靜地陪著小莉度過一段沉默的時間，才開口說：「這不是容易的決定，對每個人來說都是。但是陳爺爺從小跟你們生活在一起，他心裡想什麼、要什麼、喜歡什麼，只有你們最清楚。我相信並不是你們『幫』他做這個決定，而是你們比任何人都了解，如果是他自己來選，他也會做一樣的決定。」

最後，她點點頭。

十月底的某一天，我到呼吸照護病房去協助拔管的程序。所有人都到齊了，陳爺爺的太太、三個兒子，當然還有小莉。拔管之前，他們握著陳爺爺的手，跟他道謝、道愛、道別。我看著小莉的臉龐，透露出一種堅毅，那天她沒有哭。我知道，她真的準備好了。

拔管後，我們將陳爺爺送到安寧病房繼續休息，讓家人有更好的陪伴。我們把陳爺爺手上、腳上的束縛都解開，細心地照料他背後的傷口，給予止痛藥，靜靜地等待那一刻來臨。

但是，一天、兩天過去了，那一刻都沒有降臨。

爺爺的生命徵象都保持穩定，呼吸狀況也不差。我們不敢大意，之前也遇過拔管後幾天才過世的病人，所以仍繼續密切觀察。

一通無聲的電話

又過了幾天，我結束疲憊的門診，準備到病房去查房。還沒走到病房，就聽見裡頭傳來非常大的笑聲。安寧病房一向是很靜謐的，我覺得很奇怪，就趕緊走過去。才發現，笑聲是從陳爺爺那一間傳過來的。病房所有的護理師，包含護理長，都圍在爺爺的床旁邊，笑得好大聲。其中一個護理同仁看見我來了，就趕緊跟爺爺說：「爺爺，跟醫師說『您好』！」我心裡想，是在開玩笑嗎？

沒想到，陳爺爺真的看著我，用很小的聲音說：「您好……」

那一瞬間，我簡直不敢相信我的眼睛和耳朵。原來是病房的呼吸治療師，幫陳爺爺的氣切管裝上了一個發聲閥，讓爺爺可以說話。

我們護理同仁又突發奇想，跟陳爺爺說：「爺爺，我們來打電話給小莉好不好？」電話接通了，話筒那頭傳來「喂？」的一聲，爺爺有點遲疑，沒有說話。話筒又傳來「喂？」的一聲。

「喂……，哪位啊？」爺爺在我們面前說出幾個字，有些護理同仁哭了。

「………」對方的話筒，沒有掛斷，但也沒有發出聲音。後來，小莉到病房來，紅著眼睛跟我們說謝謝。

陳爺爺最後出院回家了，我最近一次看到他，是他兒子帶著他來回診。爺爺坐在輪椅上跟我打聲招呼，看來有點虛弱，但精神不錯。

追尋生命的圓滿

午夜夢迴，我常常在想陳爺爺的故事，到底，什麼是善終？我們來看看中國的典籍是怎麼說的：

「五福：一曰壽，二曰富，三曰康寧，四曰攸好德，五曰考終命。」（《書經．洪範》）

「善終」是傳統五種福氣裡的其中一個部分。在現代安寧緩和療護中，我們普遍認為，善終是一個人面對死亡時可以達到全人的平安，如身體平安，不要有痛苦；心理平安，可以坦然面對自己的焦慮、恐懼等情緒；靈性平安，對自己生命的意義找到答案。並且更重要的是——全家平安。家人們都可以平靜接受親人的離開，並且有機會好好說道謝、道歉、道愛、道別。

但是在陳爺爺的故事之後，我有更深一層的體悟。**「善終」指的不是只有接受死亡，而是無論生存或是死亡，都可以坦然接受生命自然的過程，並且在那其中盡可能地去認真生活，進而達到生命的圓滿**，不是嗎？

花開花謝，死亡是生命裡不可避免的一部分，並不是全部。但是，就因為我們可以平安看待生命的完結，才更可以在生命的過程中找到意義。我們追求的不只是善終，我們追求的是生命的圓滿。

因為知道有一天會凋謝，所以才要努力的綻放。

民醫小提醒

1 「善終」是傳統五種福氣裡的其中一個部分。在現代安寧緩和療護中，我們普遍認為，善終是一個人面對死亡時可以達到全人的平安，如身體平安、靈性平安、全家平安。

2 「善終」指的不是只有接受死亡，而是無論是生存或是死亡，都可以坦然的接受生命自然的過程，並且在那其中盡可能地去認真生活，進而達到生命的圓滿。

全台灣可申辦安寧居家（甲類）院所名單

全台灣提供安寧照護服務的醫院院所不少，有的提供住院安寧院所、有的則是安寧共照院所，而有些是安寧居家院所，提供安寧居家照護服務，未來台灣未來勢必會走向居家安寧照護，因此，提供甲類安寧居家院所名單如表列所示。基本上，**甲類安寧居家院所是以大型醫院為主，有專業的安寧居家療護小組，組內則有安寧療護專責醫師、社工師及專任護理師。相較於乙類安寧院所，則是以基層診所為主，相關團隊均已接受安寧療護教育訓練，提供社區安寧照護服務。**

序號	業務組別	居家照護	縣市別	醫事機構名稱	提供住院安寧院所	安寧共照院所
1	臺北	醫學中心	臺北市	國立臺灣大學醫學院附設醫院	V	V
2			臺北市	三軍總醫院附設民眾診療服務處	V	V
3			臺北市	臺北榮民總醫院	V	V
4			臺北市	財團法人臺灣基督長老教會馬偕紀念社會事業基金會馬偕紀念醫院	V	V
5			臺北市	財團法人臺灣基督長老教會馬偕紀念社會事業基金會馬偕兒童醫院		V

附錄
安寧居家院所名單

6	臺北	醫學中心	新北市	醫療財團法人徐元智先生醫藥基金會亞東紀念醫院	V	V
7			新北市	財團法人基督長老教會馬偕紀念醫院淡水分院	V	V
8			臺北市	臺北市立萬芳醫院（委託財團法人臺北醫學大學辦理）	V	V
9		區域醫院	臺北市	臺北市立聯合醫院	V	V
10			宜蘭縣	國立陽明大學附設醫院	V	V
11			臺北市	基督復臨安息日會醫療財團法人臺安醫院		
12			臺北市	醫療財團法人辜公亮基金會和信治癌中心醫院		V
13			基隆市	長庚醫療財團法人基隆長庚紀念醫院	V	V
14			新北市	佛教慈濟醫療財團法人台北慈濟醫院	V	V
15			宜蘭縣	醫療財團法人羅許基金會羅東博愛醫院	V	V
16			新北市	天主教耕莘醫療財團法人耕莘醫院	V	V
17			宜蘭縣	財團法人天主教靈醫會羅東聖母醫院	V	V
18			臺北市	臺北醫學大學附設醫院	V	V
19			新北市	衛生福利部雙和醫院〈委託臺北醫學大學興建經營〉	V	V
20		地區醫院	新北市	國立臺灣大學醫學院附設醫院金山分院		
21			新北市	蕭中正醫院		V
22			新北市	天主教耕莘醫療財團法人永和耕莘醫院		V
23		居家照護	臺北市	國泰醫療財團法人附設居家護理所		

24	臺北	居家照護	臺北市	新光醫療財團法人附設新光居家護理所		
25			新北市	蕭中正醫院附設居家護理所		
26			新北市	新北市立聯合醫院附設居家護理所		
27			基隆市	長庚醫療財團法人附設基隆居家護理所		
28			新北市	行天宮醫療志業醫療財團法人附設恩主公居家護理所		
29			新北市	國泰醫療財團法人附設汐止居家護理所	V	
30	北區	區域醫院	桃園市	臺北榮民總醫院桃園分院	V	V
31		地區醫院	新竹縣	臺北榮民總醫院新竹分院	V	V
32		居家照護	新竹市	國立臺灣大學醫學院附設醫院新竹分院附設居家護理		
33			桃園市	敏盛綜合醫院附設居家護理所		
34			桃園市	怡仁綜合醫院附設居家護理所		
35			桃園市	衛生福利部桃園醫院附設居家護理所		
36			桃園市	壢新醫院附設居家護理所		
37			桃園市	天成醫院附設居家護理所		
38			新竹市	財團法人馬偕紀念醫院新竹分院附設居家護理所		
39			桃園市	長庚醫療財團法人附設林口居家護理所		
40			苗栗縣	大千綜合醫院附設居家護理所		
41			苗栗縣	衛生福利部苗栗醫院附設居家護理所		
42			苗栗縣	財團法人為恭紀念醫院附設居家護理所		

43	中區	醫學中心	臺中市	中山醫學大學附設醫院	V	V
44	中區	醫學中心	臺中市	中國醫藥大學附設醫院	V	V
45	中區	醫學中心	彰化縣	彰化基督教醫療財團法人彰化基督教醫院	V	V
46	中區	區域醫院	臺中市	童綜合醫療社團法人童綜合醫院		V
47	中區	區域醫院	臺中市	佛教慈濟醫療財團法人台中慈濟醫院	V	V
48	中區	區域醫院	臺中市	仁愛醫療財團法人大里仁愛醫院		V
49	中區	區域醫院	南投縣	埔基醫療財團法人埔里基督教醫院		V
50	中區	區域醫院	臺中市	澄清綜合醫院中港分院		V
51	中區	地區醫院	南投縣	臺中榮民總醫院埔里分院	V	V
52	中區	地區醫院	臺中市	勝美醫院		
53	中區	居家照護	臺中市	林新醫療社團法人附設林新居家護理所		
54	中區	居家照護	臺中市	劉燕玲居家護理所		
55	中區	居家照護	臺中市	衛生福利部臺中醫院附設居家護理所		
56	中區	居家照護	臺中市	台中榮民總醫院附設居家護理所		
57	中區	居家照護	臺中市	衛生福利部豐原醫院附設護理之家		
58	中區	居家照護	臺中市	澄清綜合醫院中港分院附設居家護理所		
59	中區	居家照護	彰化縣	秀傳醫療社團法人附設秀傳居家護理所		

60	南區	醫學中心	臺南市	國立成功大學醫學院附設醫院	V	V
61			臺南市	奇美醫療財團法人奇美醫院	V	V
62		區域醫院	臺南市	衛生福利部臺南醫院	V	V
63			臺南市	台南市立醫院		V
64			雲林縣	國立臺灣大學醫學院附設醫院雲林分院	V	V
65			嘉義市	臺中榮民總醫院嘉義分院	V	V
66			臺南市	台灣基督長老教會新樓醫療財團法人台南新樓醫院	V	V
67			嘉義市	戴德森醫療財團法人嘉義基督教醫院	V	V
68			嘉義市	天主教中華聖母修女會醫療財團法人天主教聖馬爾定醫院	V	V
69			嘉義縣	佛教慈濟醫療財團法人大林慈濟醫院	V	V
70			臺南市	奇美醫療財團法人柳營奇美醫院	V	V
71			臺南市	郭綜合醫院		V
72			臺南市	臺南市立安南醫院（委託中國醫藥大學興建經營）		V
73		地區醫院	雲林縣	國立成功大學醫學院附設醫院斗六分院		V
74			臺南市	衛生福利部臺南醫院新化分院		
75			嘉義縣	臺中榮民總醫院灣橋分院		V
76		居家護理	臺南市	衛生福利部新營醫院附設居家護理所		
77	高屏	地區醫院	高雄市	惠川醫院	V	V

78	高屏	居家照護	高雄市	衛生福利部旗山醫院附設居家護理所		
79			高雄市	天主教聖功醫療財團法人附設聖功居家護理所		
80			高雄市	高雄市立鳳山醫院（委託長庚醫療財團法人經營）附設居家護理所		
81			屏東縣	高雄市立鳳山醫院（委託長庚醫療財團法人經營）附設居家護理		
82			高雄市	高雄榮民總醫院附設居家護理所		
83			高雄市	國軍高雄總醫院左營分院附設民眾診療服務處居家護理所		
84			高雄市	國軍高雄總醫院附設民眾診療服務處附設居家護理所		
85			屏東縣	衛生福利部屏東醫院附設居家護理所		
86			高雄市	院綜合醫療社團法人附設居家護理所		
87			高雄市	高雄市立小港醫院附設居家護理所		
88			屏東縣	民眾醫院附設居家護理所		
89			屏東縣	安泰醫療社團法人安泰醫院附設居家護理所		
90			高雄市	財團法人私立高雄醫學大學附設中和紀念醫院附設居家護理所		
91			高雄市	長庚醫療財團法人附設高雄居家護理所		
92			高雄市	義大醫療財團法人附設義大居家護理所		
93	東區	醫學中心	花蓮縣	佛教慈濟醫療財團法人花蓮慈濟醫院	V	V

94	東區	區域醫院	花蓮縣	臺灣基督教門諾會醫療財團法人門諾醫院	V	V
95			臺東縣	馬偕紀念醫院台東分院		V
96		地區醫院	臺東縣	天主教花蓮教區醫療財團法人台東聖母醫院	V	V
97			臺東縣	臺北榮民總醫院臺東分院		V
98		居家照護	花蓮縣	臺北榮民總醫院玉里分院附設居家護理所		
99			花蓮縣	臺北榮民總醫院鳳林分院附設居家護理所		
100			臺東縣	東基醫療財團法人附設居家護理所		

備註：本表為截至一〇六年一月三十一日之統計

相關安寧資源訊息

健保署安寧療護查詢服務：

https://goo.gl/0Mf6os

安寧居家院所（乙類）網址：

https://goo.gl/CG38fB

住院安寧院所網址：

https://goo.gl/JZV2KB

安寧共照院所網址：

https://goo.gl/nOJcBZ

預約。好好告別

人生最後的期末考，讓我們好好說再見

作　　者　朱為民
編　　輯　邱昌昊、羅德禎
封面設計　劉錦堂
美術設計　劉旻旻

發 行 人　程顯灝
總 編 輯　呂增娣
主　　編　徐詩淵
資深編輯　鄭婷尹
編　　輯　吳嘉芬、林憶欣
美術主編　劉錦堂
美　　編　曹文甄、黃珮瑜
行銷總監　呂增慧
資深行銷　謝儀方、吳孟蓉
發 行 部　侯莉莉
財 務 部　許麗娟、陳美齡
印　　務　許丁財
出 版 者　四塊玉文創有限公司

總 代 理　三友圖書有限公司
地　　址　一〇六台北市安和路二段二一三號四樓
電　　話　(02) 2377-4155
傳　　真　(02) 2377-4355
E - mail　service@sanyau.com.tw
郵政劃撥　05844889 三友圖書有限公司

總 經 銷　大和書報圖書股份有限公司
地　　址　新北市新莊區五工五路二號
電　　話　(02) 8990-2588
傳　　真　(02) 2299-7900

製版印刷　卡樂彩色製版印刷有限公司
初　　版　二〇一七年六月
一版四刷　二〇一八年八月
定　　價　新台幣三〇〇元
I S B N　978-986-94592-7-3（平裝）

國家圖書館出版品預行編目(CIP)資料

預約。好好告別：人生最後的期末考，
讓我們好好說再見 / 朱為民著. -- 初版.
-- 臺北市：四塊玉文創，2017.06
　面：　公分
ISBN 978-986-94592-7-3(平裝)

1. 安寧照護 2. 通俗作品

419.825　　　　106008140

http://www.ju-zi.com.tw